いちばんやさしい痛みの治療がわかる本

著 伊藤和憲
Kazunori Itoh

Headache / Neck pain / Shoulder pain
Low back pain / Knee pain / Elbow pain
Buttock pain / Facial pain / Abdominal pain / Pantalgia

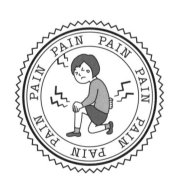

医道の日本社
Ido·No·Nippon·Sha

はじめに

　痛み、特に慢性痛の治療は難しく、苦手な方も多いのではないでしょうか？　なにしろ、痛みという分野は総合診療科的な要素が強く、「痛い」だけでは何が悪いのかがわかりません。そのため、その原因を詳細に追及する診察能力が必要となるからです。また、治療に関しても、痛いところに鍼をするだけでは解決できない痛みも多く、さらに痛みのために鍼が行えない場合には、どうすればよいのかがわからないという声もよく聞きます。このように、痛み診療は、「痛みの原因を鑑別する能力」と「痛みを止めるための知識と技術」の2つの要素が必要不可欠ですが、これら2つの知識を総合的に簡単に学ぶことは難しく、経験で補うしかありませんでした。

　しかしながら、医学の発展に伴い、痛みの診断・検査に関する技術やエビデンス、さらには鍼灸に関する治効機序が確立され、それらの原理さえ理解すれば、システマティックに痛み診察や治療が行えることがわかってきました。特に、痛みに関する鍼灸治療の機序についてかなり解明されてきました。今や病態さえわかれば、最も効果的な刺激場所や手技を導き出すことができるようになっています。

　そこで、これらの最新情報を、痛み診療をはじめて行う人でも簡単にわかりやすく、診察から治療がスムースに行えるように、段階を追って学べる書籍を今回作成しました。痛みの診察や治療に困った際には、本書を開いてもらい、患者さんの治療に役立ててもらえれば幸いです。

2017年1月吉日
明治国際医療大学教授　伊藤和憲

目次

はじめに iii

本書の使い方 7

第1章　痛みとは？ ～痛みの治療に必要な知識～

1　痛みとは何か？ 8
2　「痛い」という言葉の重み 13
3　慢性痛とは？ 14
4　その痛みは心因性（非器質性）か否か？ 16
5　慢性痛患者の特徴 18
6　慢性痛の分類 21

第2章　痛みを診察しよう

1　診察に必要な知識と検査 26
2　診察の流れ 26
　Step 1　急性痛か、慢性痛かを明らかにする 28
　Step 2　痛みの原因がどこの組織にあるのかを予想する 29
　Step 3　疾患を把握する 34
　Step 4　危険因子（レッドフラッグを確認する） 37
　Step 5　痛みのレベルを考える 38
　Step 6　イエローフラッグを確認する 42
　Step 7　ゴールを設定する 43

参考：痛みの原因組織に関する鑑別 46

第3章　痛みを鑑別しよう

1　頭が痛い 54
2　顔が痛い 60
3　顎が痛い 66
4　首が痛い 70
5　肩が痛い 77
6　肘が痛い 84
7　手が痛い 88
8　胸が痛い 95
9　お腹が痛い 102

- 10 腰が痛い ……… 116
- 11 殿部（股関節）が痛い ……… 127
- 12 大腿が痛い ……… 131
- 13 膝が痛い ……… 135
- 14 下腿が痛い ……… 142
- 15 足首・足の裏が痛い ……… 145
- 16 全身が痛い ……… 153

第4章 痛みを治療しよう

1. 治療理論 ……… 162
2. 鍼灸の治効機序を再確認する ……… 163
3. 鍼灸の治効機序を治療に生かす ……… 176
4. レベル別治療　～末梢組織レベルの治療～ ……… 182
5. レベル別治療　～急性から慢性に～ ……… 199
6. レベル別治療　～脊髄レベルの治療～ ……… 202
7. レベル別治療　～脳レベルの痛みの治療～ ……… 206

参考：どこの部位に、どの手技で、どれくらいの刺激量を行う？ ……… 214

第5章 痛みのセルフケア

1. 患者自身が体調管理を行う ……… 218
2. 患者教育とは？ ……… 218
3. 痛みの時期とセルフケアの関係 ……… 220
4. セルフケアやセルフマネージメントを実践するためには ……… 221
5. セルフケアで陥りやすい問題 ……… 223
6. セルフケアの原理 ……… 223
7. 慢性痛患者を取り巻く社会環境とセルフケア ……… 234
8. セルフケアのまとめ ……… 237

巻末付録

7Step オリジナルカルテ ……… 240
7Step オリジナル問診早見表 ……… 242

参考文献 ……… 244

おわりに ……… 245

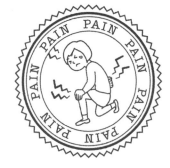

本書の使い方

＊本書の使い方＊

本書の特徴

　経験豊富な鍼灸師の治療を見て「**なぜ、患者が痛みを訴えている部分と違う部位に治療しているんだろう？**」「**なぜこの疾患の患者に対して、あの部位に治療しているんだろう？**」と疑問に思ったことはありませんか？　きっとその先生は、長年の治療経験から「**症状を治療する**」のではなく、「**痛みの本当の原因**」を治療していたのだと思います。

　本書は今まで臨床経験からしか学ぶことのできなかった診察・治療理論を、最新科学とエビデンスを元に理論的にまとめ、初心者でも学習すればある程度、痛み診療が行えるように工夫した書籍です。

　そのため、2章以降ではいくつかの**新しい考え方**を解説しています。考え方を理解した上でトレーニングし、臨床に活用してください。

診察で習得すべき新しい考え方

・痛み診察における7つのStepと重要度の把握

　本書は初学者が痛み診察をシステマティックに行えるように、7段階の**Step**に分けて問診や検査を進めていきます。また、全ての痛みに活用できるように一般的な診察の流れを記載していますが、急性痛と慢性痛では診察・治療方針が異なり、同じような問診・検査にならない部分もあります。2章ではStepごとに急性痛、慢性痛、それぞれの重要度を3段階で示していますので、割愛できるところはとばして診察を行ってください。

表a：Stepの重要度

重要度	意味
◎	必ず行うべき項目
○	時間ある場合、または初診時は行うべき項目
△	必ずしも必要ない項目

・**感度・特異度・尤度（陽性・陰性）を活用した診察と鑑別**

　疾患を突き止めるためには、問診や検査が必要不可欠です。しかしながら、疾患を特定するための問診項目や検査は沢山存在しており、どの問診や検査に価値があるのかは明確ではありません。また、問診や検査が複数存在する場合、**結果が異なったときに、どの結果を優先すればいいのかも、明確ではありません。** そこで、参考になるのが「**感度・特異度・尤度（LR）**」という考え方です。

　感度とは「**診察の除外に有用な（その疾患・病態の可能性は考えづらい）指標**」のことです。**特異度**とは「**診察の確定に有用な（その疾患・病態の可能性がある）指標**」を示しています。また、**尤度**とは**感度**と**特異度**から導き出す数値で、「**身体所見が疾患を確実に肯定したり、否定したりする程度**」を教えてくれます。一般的に、「**1が基準となり、1から数値が大きくなるほど疾患の存在する可能性が高くなり、逆に0に近くなるほど疾患の存在は疑わしくなる**」と定義されています。

表b：尤度の意味合い

LR		感度・特異度
10	確定診察的な所見	90％以上
5	可能性はかなり上がる	
2	病歴・身体所見としては可能性を上げる	
1	可能性を変えない	
0.5	病歴・身体所見としては可能性を下げる	
0.2	可能性はかなり下がる	
0.1	除外診察的な所見	90％以上

＊本書の使い方＊

そのため、**感度が高い検査は陰性に意味がある**、**特異度が高い検査は陽性に意味があります**。さらにそれらを総合して判断する尤度を使いこなすことにより、問診や検査の優先順位を決めることができます。本書では感度・特異度・尤度が既に存在するものはそれらを基準に問診や検査を選別し、記載することで誰でも簡単にエビデンスの高い診察ができることを目指しています。

なお、**尤度が存在するときは尤度を参考にしてRankを決定します。その際、陽性尤度（LR+）は2以上を症状把握する1つの目安に、陰性尤度（LR−）は0.5以下を1つの目安に**価値を判断しています。

第3章ではStep3の「疾患を把握する」の流れに従って、**①痛みの原因をイメージする、②エビデンスに基づいて鑑別する**を、痛みが存在する部位ごとにまとめています。なお、「Step3-②エビデンスに基づいて鑑別する」に関しては、**最初に知っておきたい疾患の基礎情報を記述したのち、①患者への問診・所見、②診察に必要な検査、③最終的な確定のために必要な問診・検査に関する根拠**の順でまとめています。最初に病気に関する基礎情報を学習した上で、①②で大まかな問診・所見・検査を行うことでおおよその疾患を絞り、その後③で最終確定します。

治療で習得すべき新しい考え方

・3つのレベル
診察と直結した治効理論

Stepを通して痛みの原因となる組織がわかった後は、痛みの治療となります。しかし、痛みは記憶されるという性質を持つため、組織のみが痛みの原因なのか、それとも脊髄や脳が痛みを記憶した結果痛みを生じているのかは明確ではありません。そこで、診察で確定した痛みの原因が、**末梢組織レベル、脊髄レベル、脳レベル**、それぞれのどのレベルに存在するのかを考えて治療を行います。特に末梢レベルの場合、痛みの原因組織に対して治療を行いますが、脊髄レベル・脳レベルの場合は痛みの原因組織以外の新たな治療が必要不可欠です。

なお、それぞれのレベルに関する治療は、最新の科学である治効理論を用いて、初学者

でも経験に頼らず、理論的に行える治療法を詳記していきます。

治療方法のマニュアル化

　各組織や各レベルの痛みに対する治療をマニュアル化するために、次のように要点をまとめています。

治療マニュアルとして示しているもの

典型的な疾患例	：	代表的な疾患
特徴	：	痛みが出現する際の特徴
治効機序	：	利用される治効メカニズム
治療部位	：	治療を行うべきおおよその部位
刺激方法	：	治療できる可能性のある方法
刺激量	：	刺激量の調整が必要な際のポイント

慢性痛に対するセルフケア

　慢性痛は治療院だけの治療で解決することが難しいことも多いのが現状です。そこで、第5章では家庭で行える痛み治療としてセルフケアを紹介しています。
　なお、セルフケアにはさまざまなものが存在していますが、本書では痛み治療に対してエビデンスの高いセルフケアを中心に紹介しています。

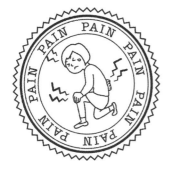

第1章

痛みとは？

～痛みの治療に必要な知識～

第1章 痛みとは？ 〜痛みの治療に必要な知識〜

1 痛みとは何か？

1-1 痛みの定義

　痛みは日常でごくありふれた症状の1つですが、「痛み」を本当の意味で理解している人は多くありません。まずは「痛み」が、どんなものかを考えていきたいと思います。

　一般的に痛みには"警告信号"としての役割があります。そのため、痛みは身体のどこかに異常があることを教えてくれるアラームとして働いているのです。私たちは痛みが生じると痛みを感じた部位を丹念に調べて、その原因を追求します。

　しかし、1979年に発表されたIASP（国際疼痛学会）の痛みの定義では、**「組織の実質ないし潜在的な傷害と関連した、あるいはこのような傷害と関連して述べられる不快な感覚的・情動的体験」**と定められており、**痛みは「感覚的な要素」と「情動的な要素」の2つに分類されていると区別しています。**まずは、この2つの痛みについて詳しく考えてみましょう。

　「感覚的な要素」とは、組織などが損傷することにより起こる痛みで、傷害の大きさと比例して起こり、私たちが一般的にイメージしている「アラーム」としての痛みです。一方、**「情動的な要素」とは、組織損傷の大きさとは別に情動的要素で悪化する痛みとされています。**この痛みは特に慢性化した場合に強く認められ、怒りや悲しみなどの感情の変化や、不安や恐怖などの気分の変化、さらにはネガティブな思考などに応じて変化する痛みを指し、警告信号としての「アラーム」の役割は少ないのです。

　このように、痛みの中では「アラーム」の機能を持たない痛みもあります。単純に痛みの原因や障害の大きさを把握しただけでは分からないことも多いため、痛みとは何かについて深く理解することが大切です。

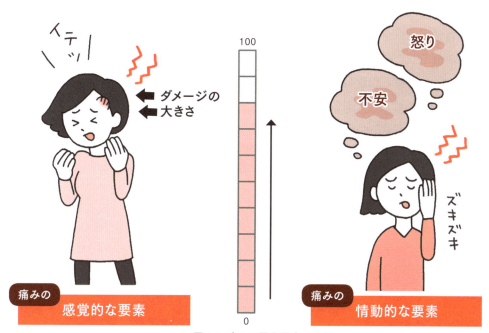

図1-1：痛みの悪化要素の分類

- 痛みは「感覚的な痛み」と「情動的な痛み」の2つに分けられる
- 「感覚的な痛み」は、組織などの損傷に応じて生じる痛みを指し、すべての痛みに共通している
- 「情動的な痛み」は、組織の損傷とは関係なく、感情や情動などで変化する痛みを指し、慢性痛で特に強い傾向にある

1-2 急性痛と慢性痛の違い

　痛みの定義として「感覚的な痛み」と「情動的な痛み」の2つを紹介しましたが、臨床的な痛みの区分としては、「急性痛」と「慢性痛」の2つのカテゴリーに分けることができます。そこで、急性痛と慢性痛の違いについて考えてみます。

　急性痛は「警告信号としての痛み」と表現され、侵害刺激による侵害受容器の興奮によってもたらされる痛みのことで主に外傷や疾患に伴う痛みを指します。一方、**慢性痛は「痛み自身が疾患で警告信号としての意味は少ない」**といわれています。侵害受容器の興奮による痛みというよりは、侵害受容器の興奮を含めた脊髄や脳の痛みを指しています。この説明だけでは具体的にイメージしにくいので、痛みを火事が生じた際の火災警報器のアラームに置き換えて考えてみることにしましょう。

　火事が起こると、はじめに火災現場に近い火災報知器が鳴ります。火災報知器は異常を知らせるサインであり、どこで異常があるかを教えてくれます。そのため、火災の初期では火災報知器が鳴っている場所を冷静に見極め、その場所に駆けつけることで火の原因を

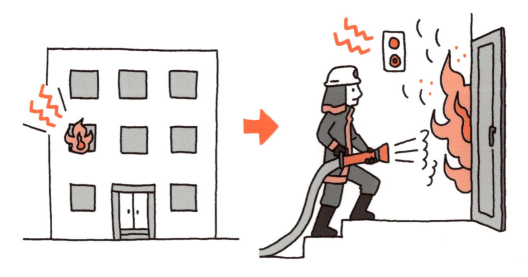

火事の原因を突き止めて消火する（急性痛の場合）

把握し、消火します。まさにこの状態が急性の状態です。同じように臨床でも、腰に異常があるとそれを知らせてくれるサインである痛みが生じます。そのため、私たちは腰に駆けつけ、痛みの原因を冷静に見極めて、原因に対応した治療を行うことが急性痛の治療です。

　一方、火の原因が分からなかったり、アラームに気が付かずにそのまま放置しておくと、火は家全体を包み込み、あちこちの部屋で火災報知器が鳴ります。この場合、火災報知器のアラーム1つ1つにはそれほど大きな意味はないので、アラーム1つ1つに駆けつけて、火の原因を探すよりも、まずは火を消した方がよいことになります。これが慢性痛の状態です。同じように腰でアラームが鳴っていても、その原因が分からなかったり、アラームを無視して動き回ると腰以外の部位に症状が広がり、身体中で火災報知器である痛みが生じます。

　この火事の例のように、慢性痛の場合、それぞれのアラームにはさほど意味のないこともあるため、1ヵ所、1ヵ所アラームを詳しく調べるよりは痛みを止めることに主眼が置かれるはずです。しかし、医療の現場や一部の患者は、痛みを感じているそれぞれの部位を丹念に検査し、痛みの原因を探すのですが、原因が見つからないことが多いのです。このことが慢性痛の患者を苦しめている1つの原因となっています。

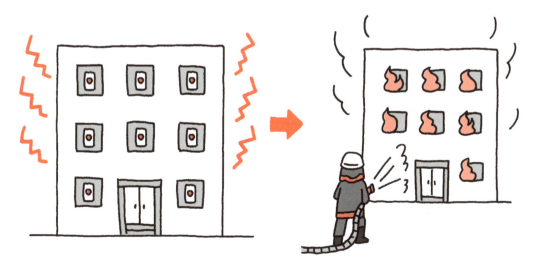

場所を特定するよりも早く火を消すことを優先させる（慢性痛の場合）

急性痛の医療では、痛みを感じている部位にいち早く駆けつけ、原因を追求する「鑑別の医療」がその主流ですが、慢性痛の場合では、痛みを感じている部位に駆けつけても原因が認められないことも少なくないため、「痛みを止める（鎮痛の）医療」が主流です。このように、同じ痛みでも急性と慢性ではその対処方法は大きく異なります。

　なお、両者は所見的にも大きな違いがあります。例えば、急性痛はある程度原因が分かっていて組織損傷や身体所見も明確であることが多く、症状は痛みに伴う交感神経症状が中心で、痛みに対する感受性は正常です。一方、慢性痛になると痛みの原因が分からず、なおかつ組織損傷や身体所見は明確でないことが多く、痛みに対する感受性も過敏化しています。また、痛み以外に不眠、うつなどさまざまな症状を訴えることも多く、痛み以外の症状が目立つようになるのも大きな特徴です。さらに、痛みに用いられている一般的な薬物も有効でないことが多いので、とても難渋することになります。

　以上のようなことから、**痛みが急性か慢性かの鑑別は診察・治療を進める上でとても重要なポイントとなります。**そこで、急性痛と慢性痛の違いを表にまとめてみます。

表1-1：急性痛と慢性痛の違い

	急性痛	慢性痛
原因	外傷、手術、急性病態 中枢神経系は正常で侵害刺激に直結	末梢神経、脊髄レベルの異常入力と交感神経系の変化
組織損傷	ある	ないか、回復している
身体所見	炎症、損傷の存在	ないことが多い
感情変化	あまり関連がない	深く関係している
症状	苦行顔貌 交感神経活動の亢進 心拍数の増加、血圧の上昇 不安 錯乱状態	無関心様顔貌、表情は乏しい、疲弊 不眠 食欲減少 起こりやすい 社会的に引きこもり 抑うつ状態
痛みの感受性	正常	増強、または 普段感じない刺激を痛みに感じる
治療	消炎鎮痛薬が有効	消炎鎮痛薬が無効なことが多い

医学のあゆみ, 203, (2002) より一部改編

- 痛みは急性と慢性に分けられる
- 「急性痛」は、痛みの原因を見つける<u>鑑別</u>の医療である
- 「慢性痛」は、痛みをいち早く止める<u>鎮痛</u>の医療である

2 「痛い」という言葉の重み

　「痛い」という言葉にも大きな落とし穴があります。痛みを表現するには「痛い」という言葉しかありません。そのため、擦り傷のような痛みも、骨折のような痛みも、指を切断したときの痛みも、急性痛も慢性痛も、<u>どんな痛みでも私たちは「痛い」という同じ表現しかすることができないのです。</u>さらに複雑なのは、人間誰しもが痛みを経験したことがあることから、「痛い」という言葉を、無意識に自分の経験と置き換えたり、照らし合わせてしまう傾向があるのです。しかし、痛み、特に慢性痛は組織の損傷だけではその強さを計ることができず、そのときの感情や環境で大きく痛みの感じ方が変わってしまいます。

　この食い違いは、患者と医療者や家族の間でもたびたび起こり、臨床上大きな問題となります。特に慢性痛では、患者が訴えた痛みを自分の経験や組織損傷の大きさだけで単純に判断してしまうと、患者が訴える痛みとは大きな差が生じてしまい、患者自身は相手に痛みが正しく理解してもらえたように感じないのです。特に検査所見には異常のない線維筋痛症患者のような慢性的な痛みは、所見的にも外見的にも痛みが少ないように思われがちです。しかし、痛みを評価するマクギル質問表という評価では、線維筋痛症の痛みは指を切断したときの痛みか、初産の分娩痛に近い痛みを有していると評価されており、通常の患者と同等に対処してしまうと患者には大きな不満が生まれてしまいます。

　以上のことから、<u>痛み患者を診察する際には、所見や外見だけに捕らわれず、痛みの期間や患者の置かれている環境から「痛い」という言葉の意味を正しく理解して、診察・診療に当たる必要があります。</u>

　図1-2は痛みの強さをマクギル質問表という評価で比較したものです。患者が発する「痛

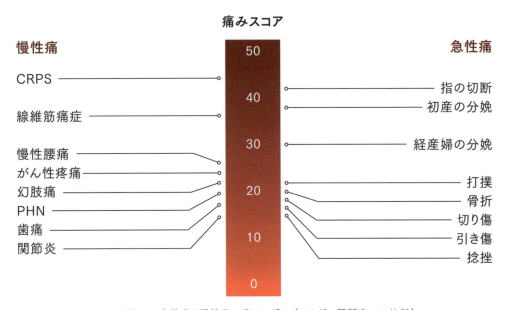

図1-2：急性痛と慢性痛の痛みの違い（マクギル質問表での比較）

い」という一言でも、これだけの違いがあることを理解しましょう。

3 慢性痛とは？

　急性痛とは痛みの症状が起こってから比較的早期の痛みを指し、慢性痛は3～6ヵ月の期間を過ぎても治らない痛みを指します。しかしながら、3～6ヵ月経過していなくても、原因が治ったにも関わらず痛みが続くような場合は慢性痛と呼びます。つまり、<u>「どのくらいの期間痛かったか」という情報は、急性痛と慢性痛を決める1つの参考にはなってもそれだけで慢性痛と決めることはできないのです。</u>

　慢性痛の時期は、本や論文などにより異なります。そこで、一般的な定義を示します。

> **【 慢性痛とは 】**
> 急性疾患の通常の経過、あるいは外傷の治癒に相当する期間を1ヵ月以上越えても持続する痛みを指し、一般的には3～6ヵ月を越えて継続する痛み。

　期間以外の要因で判断すると、例えば、**①痛みの原因が除去されたと思われる後も残存する痛み**や**②原因の治癒自体が困難で持続するような痛み**も、慢性痛に含まれます。このように、時間だけで判断するのではなく、痛みの原因についても詳しく考える必要があります。

　一方、表1-1で示した通り、**慢性痛患者は単に痛みのみが存在することは少なく、痛みに起因して、便秘や不眠、手足の冷えなどさまざまな症状を起こすことが知られています。**これらは、痛みとは直接関係ない症状のように思われるため、別々の疾患や症状として捉え、治療を進めてしまいがちです。しかし、一般的に痛みが存在すると防御反応として交感神経活動が亢進し、血管や筋肉が収縮して虚血状態となります。それが長期間続くと、手足の冷えや肩こり・腰痛、さらには便秘や不眠などの交感神経亢進症状を生じます。また、下垂体から放出されるバソプレッシンと呼ばれるホルモンが腎臓を刺激することでアルドステロンが分泌され、血管が収縮し、その結果痛みが生じると共に手足の冷えなどの循環障害などを起こします。そして、この痛みは更なるストレスとして交感神経を活性化し、痛みや不定愁訴を引き起こすのです。これは**「痛みの悪循環」**と呼ばれる現象で、痛みが不定愁訴を引き起こし、その不定愁訴が痛みをさらに悪化させるというものです。

　上記以外にも、臨床的には痛みがストレスや不定愁訴を引き起こすことで免疫力や自律神経のバランスを乱し、さらなる痛みを引き起こすことが知られています。このような負の症状の連鎖も「痛みの悪循環」と呼ぶことがあります。そのため、**慢性痛の治療では、痛みにのみ焦点を当てるのではなく、便秘や不眠などの不定愁訴と痛みの関係を理解した上で治療を進める必要があります。**

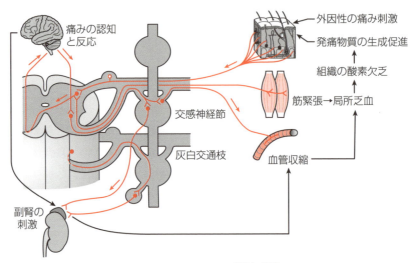

図1-3：痛みの悪循環[20]より一部改編

4 その痛みは心因性（非器質性）か否か？

　慢性痛患者は、痛みに関連してうつ症状を伴うことも知られています。そのため、特に痛みの原因が特定しにくい慢性痛は、安易に心因性（非器質性）の疾患と勘違いされることが多いようです。適切な治療を行うためにも、その原因が心因性の疾患かどうかを判断することが必要な場合があります。心因性の疾患で特に多いのが、うつ病です。まずは、うつかどうかを判断するために、以下の2つの項目を患者に確認する必要があります。

問診1：抑うつ気分の確認
「最近、気分が重かった、憂うつだったり、絶望的に感じることはありませんか？」

問診2：興味・喜びの消失
「何かやろうとしても殆ど興味がなかったり、楽しくないと感じることはありませんか？」

この2つがなければ、診察上うつは除外できるとされています。ただし、**慢性痛患者は少なからずうつ傾向があります。うつの有無を判断するよりは、専門的な治療が必要な重篤なうつがないかどうかを見極めることが大切です。**そのため、まずはこの2つの質問で確認し、除外できる場合は慢性痛としての治療を中心に、またうつにあてはまる場合は先にうつに対する専門的な治療が必要となります。

　なお、うつ以外の心因性疾患も存在します。その場合は、身体所見からも心因性の疾患を見分けられます。以下のような特徴を確認しましょう。

表1-2：心因性（非器質性）疾患に特徴的な身体的所見（ワデル徴候）

徴候	特徴
圧痛	軽くつまむだけで広範囲が痛む
	局在しない広範囲の痛み
疑似負荷試験	肩と骨盤または頭部と肩を一体のまま回旋させると痛みが出現
気そらし試験	気をそらすような動作や声かけをしながら検査を行うと陰性になる
神経学的所見	デルマトームや末梢神経の支配に合わない痛み
	脱力があったにもかかわらず、筋力は正常
過剰反応	診察中の不釣り合いな発言、表情、筋力低下、振戦、虚脱、発汗など

　この表はワデル（Waddell）徴候と呼ばれる非器質性の疾患を見極める5つの項目の変法で、**これらの徴候が複数認められると、心因性または非器質性の可能性があると考えられています。**

　以上のように、痛みが慢性化しているのか、それとも心因性なのかを見極めるのは、大変難しいことです。そのため、**判断を誤らないためにも、時間や原因の有無だけで痛みをを判断するのではなく、問診や検査によって、総合的に判断することが大切**となります。

> **Point**
> ▶ 慢性痛の場合は原因が明確にわからないことがほとんど
> ▶ 原因がわからない場合、①いつからその痛みがあるのか、②心因性の可能性があるのか確認する
> ▶ ワデル徴候があるかを確認する
> ▶ 期間が長く、心因性の可能性が除外できる場合は慢性痛と判断する

5 慢性痛患者の特徴

慢性的な痛みを訴える患者には、次のような特徴があるといわれています。

> ①痛みの原因が明らかでないことが多い
> ②多彩な症状を呈する
> ③痛みの継続期間が長いほど、痛みの原因に関わらず、患者の精神症的傾向は強くなる
> ④痛みの悪循環※を形成している　※図1-3参照
> ⑤一般的に急性痛で用いられているような治療法は効果的でないことが多い

　慢性的な痛みを訴える患者は、特にさまざまな不定愁訴を訴えたり、精神的な症状を訴えることが多いことから、他の疾患と間違えられて診察を受けていることがあります。そのため、慢性痛患者を見誤らないためにも、この5つの特徴をしっかり捉え、診察に当たる必要があります。
　なお、慢性痛患者、また慢性痛になりやすい患者には**「疼痛気質」**と呼ばれる特徴的な考え方や行動パターンがあります。疼痛気質の患者は「破局的思考」という思考回路におちいりがちです。「破局的思考」とは、痛みに対する不安のためにインターネットなどで情報を収集する際、自分にとって不利となる脅迫的な情報ばかりを集めてしまったり、「自分だけがどうしてこのような痛みを持っているのか」、「動いたら痛みが悪化するから動かない」など痛みに対するネガティブな感情や不安や恐れを感じるといった自分を壊すような

（破局的な）思考パターンを持ちやすいといわれており、それが痛みを悪化させることが知られています。

　疼痛気質の患者は、破局的思考以外にも、間違った行動パターンを持っています。そこで、慢性痛になりやすい行動パターンを持っていないかを見極めるために、次のような思考・行動の特徴がないかどうかを確認してみましょう。

・痛みが完全に治るまで仕事などを休むべきだと考えている
・今までに痛みのために仕事を休んだことがある
・痛みのためにやりたいことを制限している
・痛みを抑えるためには安静が一番であると考えている
・動くと痛みが悪化すると思う
・常に不安や緊張がある
・常に憂うつな気分である
・仕事が重労働もしくは、単純作業が多い

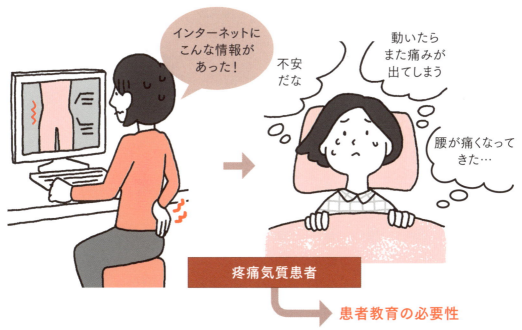

図1-4：疼痛気質患者の思考回路・行動パターン

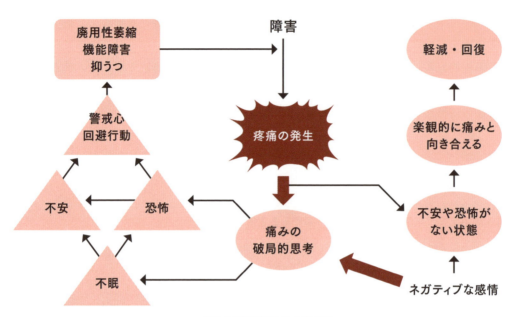

図1-5:破局的思考の模式図

　なお、上記のような破局的思考を持つ患者は、慢性痛になりやすいか、すでに慢性痛になっている可能性が高く、痛みに対する考え方を変える「**患者教育**」が必要となります。

- ▶ 慢性痛患者を見逃さないためにも、患者の特徴を理解する
- ▶ 「痛みにより仕事や活動を制限したり、休んでいる」、「不安・緊張・うつがある」、「仕事が重労働か単純労働」にあてはまる場合は、痛みが慢性化する可能性が高い
- ▶ 破局的思考が強い患者には、痛みに対する正しい患者教育が必要

6 慢性痛の分類

　慢性痛では「慢性腰痛」と表現しても、「慢性椎間板ヘルニア」とは表現しません。それは、痛みは原因がわかれば、その原因を適切に対処することで消失するはずだと考えられているからです。そのため、例え椎間板ヘルニアが慢性化しても、慢性椎間板ヘルニアと表現することはありません。しかし、椎間板ヘルニアを手術しても痛みが取れないことがあるように、<u>原因と思われるものを解決しても必ず痛みがなくなるわけではありません。</u>それは、椎間板ヘルニアは痛みを起こしている１つの原因に過ぎず、痛みを起こしている原因は他に多々存在するからです。根本の原因を除いても続く腰痛は「慢性腰痛」と表現されます。

　なお、慢性痛は原因が明確でないことが多いため、元々の痛みの成り立ち・原因から３つに分離しています。

【 慢性痛の原因と成り立ちからの分類 】

①侵害受容性疼痛
がん性疼痛や関節リウマチなど持続した侵害刺激が存在する場合や外科手術に引き続き生じた痛み。また、慢性腰痛や頭痛・線維筋痛症などの筋骨格系の痛み

②神経障害性疼痛（神経因性疼痛）
視床痛や求心路遮断性疼痛、帯状疱疹後神経痛など中枢・末梢神経に損傷、機能異常がある場合や、交感神経の一部が損傷を受け異常をきたした交感神経依存性疼痛など

③心因性疼痛
痛みを訴える原因が見出せないもの

　このなかで一番多いのは**<u>侵害受容性疼痛</u>**です。どのような原因の痛みでも慢性化する可能性がありますが、**特に患者が多いのは侵害受容性疼痛であり、その中でも筋骨格系の痛**

みは患者が多く慢性化しやすいという特徴があります。これは、「筋肉の痛みを把握する明確な検査方法が存在しないこと」、「痛みを感じる部位と痛みの原因部位が離れていること」などで痛みの原因部位が見つけられないために、慢性化しやすいものと思われます。

　また、神経損傷に伴う痛みも慢性化しやすく、難治化します。これは、筋肉の痛みとは異なり、原因が見つけられないというよりは、神経が損傷すると高確率で慢性化するため、神経を損傷しないように気をつけることが大切です。

　また、別の分類として、同じ慢性痛でも、厳密には、狭義の慢性痛と、慢性痛症に分けることができます。

【 急性痛と慢性痛の3つの分類 】

①急性痛
症状が出現してから短時間で、痛みの部位が局所に限られている

②急性痛の延長としての慢性痛（狭義の慢性痛）
症状が出現してからある程度時間が経過しているが、痛みの部位が局所に限られているもの。ただし、不定愁訴は少ない

③急性痛とは全く異なる慢性痛（慢性痛症）
症状が出現してからある程度時間が経過しており、痛みが広範囲に出現しているもの。また、不定愁訴なども多く訴えているもの

　臨床的には痛みを上記の3つに分けて考える方がよく、①は原因の追及と原因の治療、②は原因の追及と原因の治療に加えて、慢性痛の予防、③は痛みを止めることが治療の目的となります。

【 1章のまとめ　痛みの治療のポイント 】

①痛みを治療するには急性か慢性かを区別する必要がある
→急性痛と慢性痛では、診察・治療の仕方が異なる
- 急性痛→外傷や疾患に伴う症状の一つである（警告信号としての役割）
- 慢性痛→痛み自体が疾患である

②慢性痛の治療では、原因を突き止めるよりも痛みを止めることが先決である
→警告信号としての役割はないため、原因よりもまずは痛みを止める

③慢性化の原因は複雑である
→単に障害の程度では決定できないので、治療にはさまざまなアプローチが必要となる

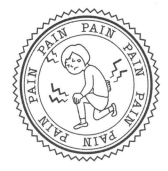

第2章

痛みを診察しよう

第2章 痛みを診察しよう

1 診察に必要な知識と検査

　痛みの治療は総合診療科のようなものです。患者は「痛い」ということは教えてくれても、何が悪くて痛いかは教えてくれません。そのため、**「痛い」という曖昧な訴えから、「何が悪くて痛みを訴えているのか」を鑑別する能力が必要となります。**さらに、鍼灸師やあん摩マッサージ指圧師のような医療従事者は、病院のような検査機器を持っているわけではありません。そのため、**問診や理学検査を駆使して、その原因を追及するほかはありません。**ときにはプライマリケア医（身近にいて、何でも相談にのってくれる総合的な医療をする医師）のような能力も必要とされます。このように、ひとくちに「痛み」といってもその診察はとても難しく、さまざまな能力が必要とされるものです。
　そこで、本章では診察に必要な知識と検査を流れに沿って紹介していきます。

2 診察の流れ

　この章では、実際に診察・治療を行う上で必要な流れを総論的にまとめていきます。本書は初学者でも診察や治療がスムーズに行えるように、**7Stepで流れを確認し、問診のし忘れや検査のし忘れがないように工夫をしています。**
　なお、実際の臨床では、患者が痛みを訴えている部位ごとに問診内容や検査内容が異なりますが、ここでは一般的な流れをまとめ、痛みを訴えている部位ごとの詳しい問診や検査に関してはStep3で詳細に説明するとともに、第3章で詳しく紹介します。

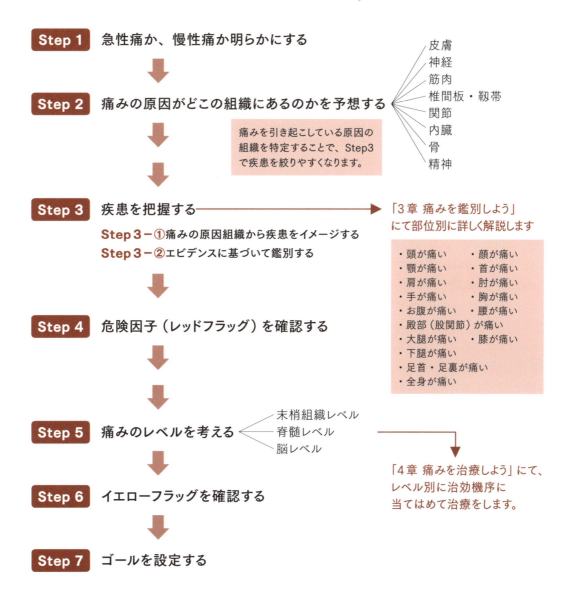

急性痛か、慢性痛かを明らかにする

　診察を始める前に、その痛みが急性痛か慢性痛かを大まかに判断する必要があります。1章でも紹介したように、急性痛と慢性痛ではその治療方針は大きく異なります。しかし、急性痛か慢性痛か厳密に正しく判断することはとても難しいことから、**本書ではまずは痛みの継続している期間を1つの指標として急性か慢性かを判断します。**診察を始めるに当たり、3ヵ月という期間を基準に、3ヵ月以下の痛みは急性、3ヵ月以上続く痛みは慢性と便宜的に判断しましょう。

　そして、3ヵ月以下の場合には「痛みの原因究明」を、3ヵ月以上続く場合は痛みの原因追及は行いつつも、痛みの原因がわからないことも多いため、「痛みを止める方法」について検討してきます。

❗ STEP 1　急性痛か、慢性痛か明らかにする

問診1：痛みの期間「いつから痛みがありますか？」
　→ 3ヵ月以下……急性痛＝**痛みの原因追及**
　　　　　　　　　　　　（外傷では痛い場所と悪い場所は一致）
　→ 3ヵ月以上……慢性痛＝**ある程度原因追及しても見つからないなら、
　　　　　　　　　　　まず痛みを止める治療を始める**

STEP 2 痛みの原因がどこの組織にあるのかを予想する（重要度：急性痛◎、慢性痛◯）

「痛みの原因を予想する」と聞くと、例えば「変形性腰椎症」のように疾患名を同定することと考えがちです。しかし、**疾患名が必ずしも痛みの原因を反映しているとは限りません。**

例えば、「変形性腰椎症」であるとすれば、疾患名だけで判断すると、「骨」や「関節」に痛みの原因があるのではないかと考えてしまいがちです。しかし、この法則が正しければ腰が大きく曲がっている患者ほど（変形が強い患者ほど）強い痛みを感じていて、変形の度合いが少ない患者は痛みが少ないということになります。しかし、変形が強く、腰が曲がっていても痛くないという患者もいれば、腰の変形が少なくても痛みを強く訴える患者もいます。これは、腰の変形に伴って、周囲の椎間板や靱帯、さらには筋肉などの総合的な状態で痛みが決まっているからであり、**痛みの原因と疾患名は必ずしも一致しない**のです。つまり、痛みの**原因を疾患名だけで判断すると治療を行っても痛みが取り除けない状況が生まれることでもあるのです。**

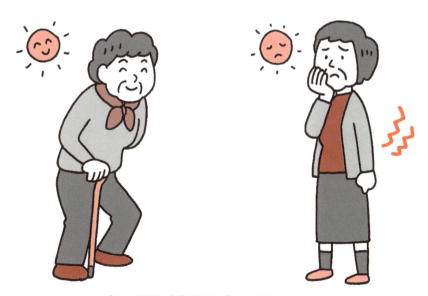

痛みの原因と疾患名は必ずしも一致しない

そこで、参考になるのが、**痛みの持つさまざまな特徴**です。
　痛みはあらゆる部位のあらゆる組織で起こる可能性がありますが、痛みが起こる**組織**によりその特徴は大きく異なります。例えば、皮膚は体表を覆い、外界からの危険を察知するための大切なセンサーです。また、神経は皮膚の情報を脳へ伝え、素早く対処するための大切な連絡網です。この皮膚や神経が損傷した直後の痛みは緊急性が高く、いち早く脳へ情報が伝わります。したがって**皮膚や神経が損傷した場合の痛みの種類は鋭く、痛い部分は明瞭**となります。一方、筋肉や内臓は、皮膚に覆われているため外界の危険を直接受けることはありません。緊急性は低く、やや曖昧でも問題ありません。したがって、**筋肉や内臓の痛みは、局在が不明瞭で鈍い痛み**となります。

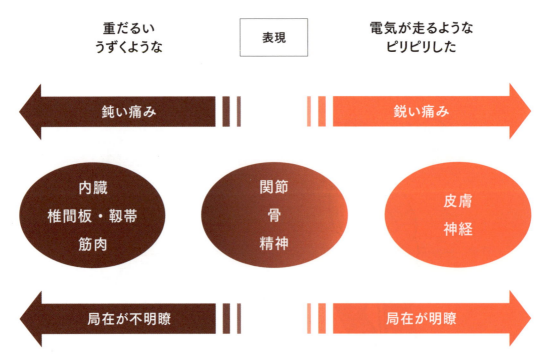

図2-1：痛みの種類と部位の関係
皮膚や神経など外界から障害を受けやすい部分は痛みが鋭く局在が明瞭だが、内臓や筋肉のように皮膚に覆われ障害を受けにくい部位は痛みも鈍く局在が不明瞭。

このように、痛みがどの組織で起こっているかで痛みの発生メカニズムも異なり、訴える痛みの質も異なってきます。患者が「ここがピリピリと痛い」と指をさして叫ぶような場合は、局在が明瞭な鋭い痛みなので「皮膚や神経の痛みだ」と予想できます。また「このあたりが重だるく痛い」と手のひらで広くさすって訴えるような場合は、内臓や筋肉の痛みであると予想できます。**ただし、炎症が起こっている場合は、筋肉や内臓でも局在性が明瞭な鋭い痛みになることがあるので注意が必要です。**

　そこで、痛みの原因と考えられる組織を、①皮膚、②神経、③筋肉、④関節、⑤椎間板・靭帯、⑥内臓、⑦骨、⑧精神の8つに分類して、問診をしながら原因組織を予想してみましょう。そのためには、以下に示す3つの問診を用いて大まかに分類することが大切です。

組織を特定するために問診で確認すること①痛みの質

　痛みの質とは「鋭いか？」「鈍いか？」ということです。**一般的に身体を守るために大切な場所、例えば皮膚や神経のように痛みをはじめに感じる部位は、鋭い痛みとなります。**また、同様に**身体を守るのに大切な時期、例えば炎症期**などは鋭い痛みとなります。

　一方、筋肉や内臓、椎間板や靭帯などは、皮膚が壊れない限り、障害されることは少ないことから、鈍い痛みになります。なお、精神的な痛みに関してはどちらの痛みにもなる可能性があります。

組織を特定するために問診で確認すること②痛みの部位

　部位とは痛みが面か点かということです。これも痛みの質と似ており、身体を守るために大切な場所は「ここが痛い！」とピンポイントで表現できたり痛みの範囲が明確になりやすい特徴があります。逆に筋肉や内臓、椎間板や靭帯は、ある程度痛みの範囲が広いエリア（面）となります。なお、精神的な痛みに関してはどちらの痛みにもなる可能性があります。

組織を特定するために問診で確認すること③痛みの軽減悪化因子

　痛みがどのようなときに軽減・悪化するかはとても大切なポイントです。例えば、神経に伴う痛みは、神経圧迫が強まれば痛みが悪化します。また、動きで痛みが悪化する場合

でも、関節は全方向で痛みが生じやすいのに対し、筋肉は一定の動作のみで痛みが生じます。また、骨や椎間板・靱帯はその組織に圧が加わったときに痛みが生じやすい傾向にあります。

このように3つの問診を行うと、大まかな痛み組織を把握することができます。また、問診に検査を組み合わせると、その精度は高くなります。そこで、各組織の問診のポイントを表にまとめます。<u>なお、問診の精度を高めるための各組織の検査については、本章の最後に参考資料として掲載しています。</u>

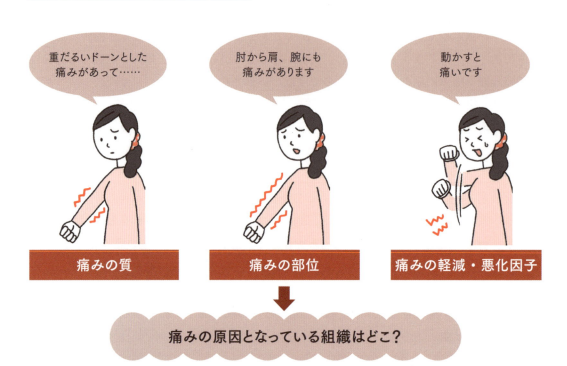

表2-1：各組織の特徴のまとめ

	原因組織	痛みの質	痛みの部位	（軽減）悪化因子	検査
①	皮膚	鋭い	明瞭	触れられる	知覚検査
②	神経	鋭い	明瞭	神経圧迫動作	神経学的検査
③	筋肉	鈍い	不明瞭	一定動作の痛み	可動域・筋力検査
④	関節	鋭い / 鈍い	明瞭 / 不明瞭	どの動作でも痛い	可動域検査
⑤	椎間板・靱帯	鈍い	不明瞭	荷重動作	圧痛・負荷試験
⑥	内臓	鈍い	不明瞭	臓器特有	臓器特有の症状
⑦	骨	鋭い / 鈍い	明瞭 / 不明瞭	荷重動作・動き始め	叩打痛
⑧	精神	鋭い / 鈍い	明瞭 / 不明瞭	不安・緊張	所見なし

> **! STEP 2　痛みの原因がどこの組織にあるのかを予想する**

問診1：痛みの質「どのような痛みですか？」
　　　→鋭い＝**皮膚・神経**
　　　→鈍い＝**筋肉・内臓・関節・骨**
　　　　　＊ただし、鈍い痛みが、炎症時には鋭くなることもある

問診2：痛みの部位「痛い部位は何処ですか？」
　　　→点（ある程度場所が限定される）＝**皮膚・神経・骨・関節**
　　　→面（痛みの場所が大まかである）＝**内臓・筋肉・靭帯・（神経）**
　　　　　＊ただし、面となる組織も炎症時には点になることがある

問診3：痛みの軽減・悪化因子「どんな時に痛いですか？楽ですか？」
　　　→常に：**神経（慢性痛も含まれる）**
　　　→触られたとき：**皮膚**
　　　→動作に伴う：**骨・筋肉・関節**
　　　→食事や排泄に関係：**内臓**
　　　→不安・緊張などの精神的負荷：**精神**

|参考|
<u>どの組織の痛みかを正確に鑑別するためには問診以外にも検査が重要です。その詳細に関しては、本章の最後に参考資料として掲載しています。</u>

STEP 3 疾患を把握する（重要度：急性痛◎、慢性痛○）

　ここからは疾患を把握する、つまり**Step2で予想した痛みの原因組織が正しかったのかを確認し、疾患名を予想する**ことが必要になります。

　前述したように、痛みを取り除く治療においては、疾患名より「どの組織に痛みがあるのか」が重要です。しかし医療機関から紹介されたり、または連携したり、さらにはエビデンスに基づいて診察を行う場合には、疾患名が参考になります。自分が予想した痛みが、どのような疾患と関係しているのかを考えるためにも、**エビデンスに基づく問診や検査から疾患名を把握し、その疾患を分析することで予想が正しいのかを確認する**作業が必要となるのです。

　予想した痛みを発生させている組織が正しいかを判断するには、**疾患を把握する能力**が

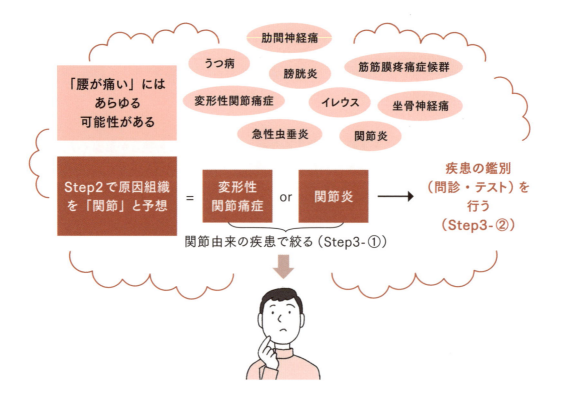

必要ですが、疾患は痛みを生じている部位ごと（腰・肩など）によってさまざまです。そこで、必要なのは①**疾患名をイメージする能力**と②**鑑別能力**です。

Step3-①痛みの原因組織から疾患をイメージする

　来院した患者は「腰が痛い」のように痛みの部位を教えてくれますが、その原因、「**疾患**」は治療家が見つけなければなりません。しかしながら、患者の話を聞いているだけで自然と疾患を導き出せるわけではありません。治療家が知っている疾患、言い方を変えればイメージしている疾患のいずれかに当てはめる必要があります。そのため、**各部位ごとにどれだけの疾患の可能性をイメージできるかが大きな勝負となります。本来は、痛みの部位を聞いただけで、最低10疾患くらいはイメージできるようにしておくことが理想です。**

　ただし、**本書の7段階のStepの場合は、Step2の問診で「痛みの原因がどこの組織にあるのか」を予想していますので、その組織に由来した疾患名を10疾患の中から2～3つに絞り込んでイメージすることができます。**

　なお、「第3章　痛みを鑑別しよう」において、部位ごとに**知っておくべき疾患**と**その問診・検査のポイント**をまとめていますので参考にしてください。

　例えば、患者が腰痛を訴えている場合にStep2の原因組織と照らし合わせて疾患を考えた場合、以下の疾患がイメージできます。

【 腰痛の原因組織別疾患 】
①皮膚：潰瘍（褥瘡）、帯状疱疹
②神経：椎間板ヘルニア、腰部脊柱管狭窄症、馬尾症候群、坐骨神経痛
③筋肉：筋筋膜性腰痛、筋筋膜疼痛症候群
④椎間板・靱帯：椎間関節症、椎間板症
⑤関節：変形性腰椎症、強直性脊椎炎、関節リウマチ、椎間関節性腰痛
⑥内臓（感覚器含む）：腎盂腎炎、腎結石症、膵炎、胆嚢炎、胆石、消化性潰瘍疾患、
　前立腺炎、尿路結石、子宮内膜症、月経前症候群、各臓器のがん
⑦骨：すべり症、変形性腰椎症、圧迫骨折、脊椎骨折
⑧精神：うつ病・心因性
　その他：骨盤内炎症、腹部大動脈瘤

Step3-②エビデンスに基づいて鑑別する

疾患がイメージできたら、疾患を確定するために問診や検査を行います。そこで、役に立つのが**感度・特異度・尤度**です（p.3参照）。本書では**1つの基準として、陽性尤度（LR+）が10以上のものをRank1として「1つでもあれば確定的な所見」、5以上のものをRank2として「1つでもあれば可能性を疑う所見」、2以上のものをRank3として「複数存在すれば候補の1つになる可能性がある所見」にまとめています**。また、陰性尤度（LR-）が0.1以下のものをRank1として「1つでもあれば除外確定的な所見」、0.2以下のものをRank2として「1つでもあれば除外の可能性を疑う所見」、0.5以下のものをRank3として「複数存在すれば除外候補の1つになる可能性がある所見」にまとめています。**つまり、疾患を見定めるために、確定・除外診断のために尤度の高い問診や検査から順に行い、複数の検査で結果が一致をすればその疾患に確定・除外することができ、より早く疾患を確定することできます**。ただし、現時点ではエビデンスが不十分で全ての疾患や検査方法に感度・特異度・尤度があるわけではないため、これらが存在しないものに関しては総合的に判断するしかありません。

この痛みの部位ごとの問診や検査の詳細は、第3章で詳しく解説しています。また、確定した疾患が、予想した組織の痛みを生じない場合やどの組織の痛みかが絞りきれていない場合は、確認のため、さらなる問診・検査が必要となります。

表2-2：疾患を確定させるための最終的な問診・検査のRank

陽性尤度（LR+）	10 以上	Rank 1	「1つでもあれば確定的な所見」
	5 以上	Rank 2	「1つでもあれば可能性を疑う所見」
	2 以上	Rank 3	つでもあれば可能性を疑う所見」
陰性尤度（LR-）	1 以下	Rank1	「1つでもあれば除外確定的な所見」
	0.2 以下	Rank2	「1つでもあれば除外の可能性を疑う所見」
	0.5 以下	Rank3	「複数存在すれば除外候補の1つになる可能性がある所見」

> **! STEP 3　疾患を把握する**
>
> Step3-①　痛みの原因組織から疾患をイメージする
> 　→各部位で原因となる疾患を最低10疾患ほどイメージし、その中から2～3つに絞り込みます
> Step3-②　エビデンスに基づいて鑑別する
> 　→詳しくは第3章で解説

STEP 4 危険因子（レッドフラッグ）を確認する （重要度：急性痛◎、慢性痛◎）

鍼灸治療には不適応である状態も存在しています。そこで、実際に治療を行う前に、**鍼灸治療が不適応と思われる危険因子（レッドフラッグ）を確認**しましょう。

なお、レッドフラッグとは、そのまま放置しておくと命の危険や、症状がさらに進行する可能性がある疾患を見極めるための質問項目であり、痛みの強さや範囲、さらにはその経時的変化、QOLへの影響、自律神経症状などを確認します。そのため、抽象的な質問が多く、痛みの原因を直接把握するものではありません。

よってレッドフラッグがあるからといって単純に医師に紹介するのではなく、**患者の状態など総合的に判断した上で医師に紹介するかを決定する**ことが大切です。

❗ STEP 4　危険因子を確認する

〈問診〉

問診1：「激しい痛みはありますか？」
　→「ある」場合は激しい炎症や損傷があります

問診2：「箸が持てない、ボタンが留められない、文字が書けない、歩けないなどの症状はありますか？」
　→「ある」場合は運動障害が認められ、神経系の異常が考えられます

問診3：「血圧上昇・冷や汗・動悸・嘔吐などがありますか？」
　→「ある」場合は自律神経系の反応が認められ、強い痛みや激しい炎症があると思われます

問診4：「痛みは全身、または半身に広がっていますか？」
　→「ある」場合は局所の問題ではなく、脊髄・脳の問題と考えられます

問診5：「痛みはどのように変化していますか？」
　→「発症から48時間以上経過しているにも関わらず、発症時と比べて痛みが悪化している」場合は進行性疾患が考えられます

問診6：「便や尿の具合はどうですか？」
　→「便や尿が出にくい（膀胱直腸障害が認められる）」場合は脊髄の異常が考えられます

STEP 5 痛みのレベルを考える（重要度：急性痛◎、慢性痛◎）

　疾患が把握でき、レッドフラッグではないと判断できたら、その痛みの**レベル**を確認します。基本的に痛みは、**末梢組織レベル、脊髄性（分節性）レベル、脳（全身）レベル**に大別できます。この工程はあまり聞き慣れない作業かもしれませんが、例えば痛みが「関節」にあり原因が「変形性関節症」だとしても、その関節だけの問題か（末梢組織）、分節性か全身性か（脊髄・脳）で治療は大きく異なります。**また、脊髄や脳に痛みのレベルが移った場合は、複数箇所に痛みが生じたり、不定愁訴を生じるため、別々の原因に見える痛みや症状でも、同一の原因で起こっている可能性もあります。**そのため、痛みのレベルを考えるのはとても大切です。なお、一般的に**急性痛では末梢組織レベル**の痛みが生じ、**慢性痛では末梢組織レベルの痛みに加えて、脊髄レベルや脳レベルに痛みのレベルがある**ことが多いと考えられます。

　痛みのレベルを考えるには、①痛みが広範囲に存在する（他の部位にも痛みがある）、②

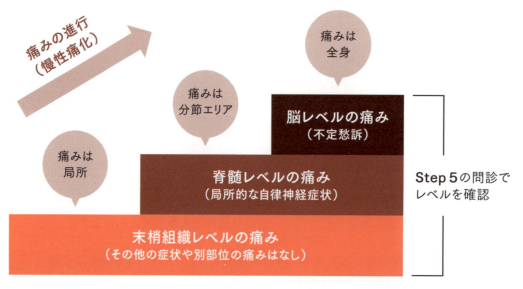

※脊髄神経・脳神経に原因がある場合、急性でも脊髄レベル・脳レベルの治療が必要なこともある
図2-2：痛みのレベルを確認する

天気で痛みが変化する、③不定愁訴（不眠・手足の冷え）が多い、④感情により症状が変化する、などにあてはまる場合は、単なる末梢組織レベルの問題でない可能性が高くなります。広範囲の痛みを別々の疾患として捉えるか、または慢性化して脊髄や脳レベルの問題に発展しているかなど、さまざまな可能性を考えた上で、全体的な治療が必要となります。

表2-3：痛みのレベルとその特徴

	痛みのレベル	痛み部位	特徴
急性痛	末梢組織レベル	組織に関連	局所の痛みが中心
	脊髄レベル	分節エリア	局所的な自律神経反応（デルマトーム）
慢性痛	脳レベル	全身性	天候で変化・不定愁訴

下記に、腰痛を痛みのレベルで分類した場合の例をまとめてみます。

表2-4：腰痛患者の末梢組織レベルの痛みの疾患分類例

痛みの原因組織 （Step2で予想・Step3で確定）	疾患名
神経	腰部椎間板ヘルニア（神経根症）、坐骨神経痛など
骨	変形性腰椎症、圧迫骨折など
関節	変形性腰椎症、椎間関節性腰痛、変形性股関節症、仙腸関節炎など
筋肉	筋筋膜性腰痛、変形性腰椎症や腰部椎間板ヘルニアの一部など
椎間板	整形疾患（椎間板性腰痛・靱帯性腰痛）

表2-5：腰痛患者の脊髄レベルの痛みの疾患分類例

痛みの原因組織 （Step2で予想・Step3で確定）	疾患名
神経	腰部椎間板ヘルニア（脊髄症）、腰部脊柱管狭窄症、
内臓	腎臓由来（腎盂腎炎・腎結石），消化器由来（膵炎・胆嚢炎） 泌尿器由来（尿管結石・前立腺炎・慢性骨盤痛症候群） 婦人科由来（子宮内膜症・子宮捻転・月経前緊張症）
その他	慢性痛症

表2-6：腰痛患者の脳レベルの痛みの疾患分類例

痛みの原因組織 （Step2で予想・Step3で確定）	疾患名
その他	線維筋痛症、うつ病、がん、CRPS、脳血管障害、慢性痛症

もし、痛みのレベルが脊髄レベルや脳レベルに進行している場合は、痛みを生じている組織に分類して治療を行うよりは、痛み全体をコントロールするほうがよい場合が多いとされています。

　また、痛みが継続すると交感神経の亢進状態が継続し、不定愁訴として自律神経症状が数多く現れます。自律神経症状は痛みの悪循環を形成する大きな要因であるため、痛みの治療のターゲットとなることがあります。さらに、うつ症状や不安、恐怖などの感情障害や思考は、自律神経症状と並ぶ痛みの悪循環の大きな要因です。そのため、うつや不安・恐怖傾向が強い患者は、痛みの治療に加えて、これらの症状に対する認知行動療法や患者教育などを系統的に行う必要があるので、合わせて確認してみましょう。

> **! STEP 5　痛みのレベルを考える**
>
> 〈問診〉
>
> 問診1：「痛みの範囲は広いですか？　また、他の部位にも痛みがありますか？」
> 　　→局所に痛みの中心がある＝**末梢神経レベル**
> 　　→痛みが両側に存在する＝**脊髄レベル**
> 　　→広範囲に痛みがある（複数の痛み疾患を持っている）、全身症状がある
> 　　　＝**脳レベル**
>
> 問診2：「冷えなどはありますか？」
> 　　→局所的な自律神経症状（一部の冷え・皮膚症状）がある＝**脊髄レベル**
> 　　→手足や全身の冷え＝**脳レベル**
>
> 問診3：「姿勢的変化がありますか？　筋緊張がありますか？」
> 　　→ある＝**脊髄レベル・脳レベル**どちらも考えられます
>
> 問診4：「下痢や便秘をしばしば起こしますか？」
> 　　→ある＝**脊髄レベル（特に腰椎）・脳レベル**どちらも考えられます

問診5：「目の乾燥、口渇などのドライマウス・ドライアイがありますか？」
　　　　→ある＝**脊髄レベル（特に頸椎）・脳レベル**どちらも考えられます

問診6：「天気で痛みが変化することはありますか？」
　　　　→変化する＝**脳レベル**

問診7：「感情によって症状は変化しますか？」
　　　　→変化する＝**脳レベル**

問診8：「以下の思考と関連して症状は変化しますか？」
　　　具体的な思考
　　　「過去のできごと」
　　　「病気に対する無力感」
　　　「物事を悲観的に捉えてしまう」
　　　「自己肯定感が低い」
　　　「何か落ち着かない気がする、リラックスできない」
　　　　→変化する＝**脳レベル**

問診9：「睡眠障害がありますか？」
　　　　→ある＝**脳レベル**

STEP 6 イエローフラッグを確認する（重要度：急性痛△、慢性痛◎）

　痛みの原因組織やレベルがある程度わかったら、その患者が現在、急性痛を患っていたとしてもこの後慢性痛になりやすい要素がないか、また慢性痛だとすればさらに悪化しないかなど、イエローフラッグと呼ばれる注意点がないかを確認します。

　なお、下記の項目に複数あてはまる場合は、1章で解説した**「破局的思考」**と呼ばれる慢性痛患者に特徴的な価値観や思考を持っている可能性があります。そのため、イエローフラッグが複数存在する患者には、従来の治療に加えて痛みに対する捉え方や考え方などの患者教育が大切となります（「5章　痛みのセルフケア」参照）。また、並行してセルフケアを行ってもらうことで、治療効果を高めることができます。

> **! STEP 6　イエローフラッグを確認する**
>
> 〈問診〉患者に確認する内容
> 問診1：「痛みが完全に治るまで仕事などを休むべきだと考えていますか？」
> 問診2：「痛みのためにやりたいことを制限していますか？」
> 問診3：「痛みを抑えるためには安静が一番であると考えていますか？」
> 問診4：「動くと痛みが悪化すると思いますか？」
> 問診5：「今までに痛みのために仕事を休んだことがありますか？」
> 問診6：「常に不安や緊張があると感じますか？」
> 問診7：「常に憂うつな気分であると感じますか？」
> 問診8：「仕事が重労働もしくは、単純作業が多いと感じますか？」
> 　→「はい」が多いと、慢性痛になる危険性や慢性痛がさらに悪化する可能性があります

STEP 7 ゴールを設定する（重要度：急性痛△、慢性痛◎）

　痛み治療、特に慢性痛の治療は長期に及ぶこともあり、患者自身のゴールと治療者のゴールがずれていることがあります。**いくらよい治療であっても、目指すものが異なれば患者の満足度は上がりません。**そこで、治療のゴールを必ず設定するようにしましょう。ゴールは短期目標と長期目標がありますが、過去の経験や文献（エビデンス）などからまず長期目標を設定し、その目標を達成するためには短期的にはどうすればよいのか、患者と話し合いましょう。

①エビデンス（EBM）

　痛み治療ではゴールがある程度明確でないと、患者からの満足は得られません。そのため、患者と共にゴールを設定し、その目標に共に向かうことが大切です。しかし、ただ患者の希望のみを聞き、それをゴールに設定するわけにはいきません。**過去の研究からその疾患に鍼灸治療がどの程度有効なのかを見極めるために、エビデンスを活用しましょう。**エビデンスは論文の質から決めることができ、RCT（ランダム化比較試験）に関する系統的なレビューがその価値が最も高く、明確な根拠がない専門家や権威者の意見が最も低いと考えられています。

②個々に合ったエビデンス

　上記で説明したエビデンスは一般的にどの程度の患者で効果が得られるのか、そのゴールや可能性を知る意味ではとても重要な概念ですが、**患者自身の経済状況**や**家族の協力体制**や**交通事情などの環境因子**など、エビデンスが存在してもエビデンス通りに治療が進められない可能性があります。そのため、エビデンスを参考に、患者の状況に応じたゴールを設定することが大切です。

　なお、エビデンスレベルと論文の関係と情報の入手方法について参考資料を示します。

表2-7：エビデンスのレベルと論文の関係

エビデンスレベル		研究デザイン
1（高い）	1a	ランダム化比較試験（RCT）の系統的レビュー
	1b	1つ以上のRCT
2（やや高い）	2a	レベル2b以上の系統的レビュー
	2b	少なくても1つ以上のコホート研究・比較試験
3（普通）	3a	症例対象研究の系統的レビュー
	3b	1つ以上の症例対象研究
4（やや低い）		症例報告・ケースシリーズ
5（低い）		明確な評価を伴わない専門家・権威者の意見

表2-8：情報検索サイト

情報源	URL
Up To Date	http://www.uptodate.com/home
DynaMed	http://www.ebsco.co.jp/medical/dynamed/index.html
Wiley Online Library	http://onlinelibrary.wiley.com/
Pub Med	https://www.ncbi.nlm.nih.gov/pubmed
鍼灸文献データベース JaCLiD	http://acupuncture.jp/
「健康食品」の安全性	https://hfnet.nih.go.jp/
セルフケアに関するエビデンス	http://www.meiji-u.ac.jp/ac-cli/staff/itoh
Minds 診療ガイドライン	http://minds.jcqhc.or.jp/n/top/php

> 【 診察のまとめ 】
> 痛み診察のStepを以下にまとめます。
>
> **STEP 1** 急性痛か、慢性痛かを明らかにする
>
> **STEP 2** 痛みの原因がどこの組織にあるのかを予想する
>
> **STEP 3** 疾患を把握する
>
> **STEP 4** 危険因子(レッドフラッグ)を確認する
>
> **STEP 5** 痛みのレベルを考える
>
> **STEP 6** イエローフラッグを確認する
>
> **STEP 7** ゴールを設定する

　診察に際しては、一般的に1〜7のStepで行いますが、Step6・7に関しては、急性痛患者に必ずしも必要というわけではありません。急性痛では、Step1〜5の過程を確実に行いましょう。

　一方、慢性痛では1〜7のStepを行います。同じ慢性痛でも、急性痛の延長としての慢性痛の場合、診察の過程や対処方法は急性痛と類似している部分がありますが、急性痛の延長とは異なる慢性痛症では、原因となる疾患を特定することが難しくなります。その場合は痛みがどのレベルにあるのかを判断し、それに応じて対処する必要があります。

参 考

痛みの原因組織に関する鑑別

　Step2とStep3で行うの痛みの原因組織の鑑別をさらに詳しく理解するために、<u>①皮膚、②神経、③筋肉、④椎間板・靭帯、⑤関節、⑥内臓、⑦骨、⑧精神</u>の8つに分類する問診・検査ポイントを詳しくまとめます。ただし、正しく疾患が把握できれば、「**Step3-②エビデンスに基づいて鑑別する**」と問診や検査内容が重なる部分が多いため、あえて組織ごとに行わなくても構いません。ただし、「Step3-②」で予想した疾患と組織が合わないとき、または「疾患を確定させるための最終的な問診・検査」に項目がない場合には、下記の項目を確認してみましょう。

①皮膚の痛み
問診項目
- 軽減悪化因子→洋服などがすれると痛みが悪化する

検査項目
- 触覚刺激→痛覚過敏やアロディニアの範囲や程度の検査

②神経の痛み
問診項目
- 痛みの部位→デルマトームや末梢神経のエリアに一致した痛み
- 知覚の低下（特に触覚）→デルマトームや末梢神経に一致した痛み
- しびれの有無→しびれは神経の圧迫に特徴的な症状で、デルマトームや末梢神経の領域に一致することが多い

検査項目

〈脳レベル〉
- バレー徴候の出現（錐体路）
- 手の回内・回外運動の異常（錐体外路）
- 病的反射（深部腱反射の亢進を含む）の出現
- クローヌス

〈脊髄レベル〉
- 深部腱反射の減弱・消失
- 筋力の低下
- 知覚の低下
- 神経伸展テストが陽性（ジャクソンテスト・スパーリングテスト・SLR・FNSなど）

〈末梢神経レベル〉
- チネル徴候（神経の圧迫・損傷）
- 神経伸展、圧迫テスト（ライトテスト・エデンテストなど）

③筋肉の痛み

問診項目
- 軽減悪化因子→動作時が中心。ただし、炎症があるときは安静時痛もある
- ある特定の動作だけが痛む

検査項目
- 可動域検査→ある特定の動作で痛みが出現
- 痛みのために筋力低下や可動域制限が認められることがある

④椎間板・靱帯の痛み

問診項目
- 軽減悪化因子→動作時が中心。ただし、炎症があるときは安静時痛もある
  　　　　　　→障害組織への圧迫姿勢による痛み

検査項目

- 障害組織への圧迫負荷で痛みが出現
- 椎間板や靱帯に特徴的な関連痛（図a参照）
- 靱帯：可動域検査→特定方向で痛みが認められる
- 半月板：理学検査（マックマレーテストなど）
- 椎間板：脊椎の後側屈

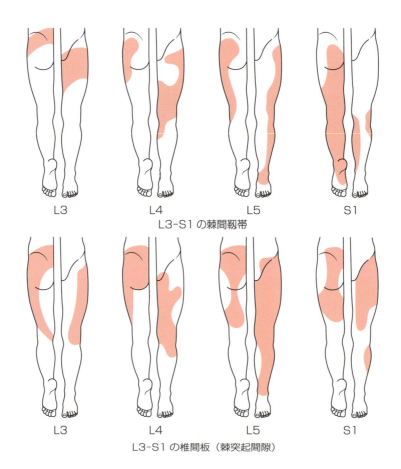

L3-S1の棘間靱帯

L3-S1の椎間板（棘突起間隙）

図a：椎間板や靱帯に特徴的な関連痛

⑤関節の痛み

問診項目

- 軽減悪化因子→関節では動作時が中心。ただし、炎症があるときは安静時痛もある
- 障害された関節が関与する動作すべてで痛みがある
- 加齢による変形では、動作開始時のみの痛み

検査項目

- 可動域検査→全方向で痛みが出現
- 炎症時には「熱感・発赤・腫脹」が認められる

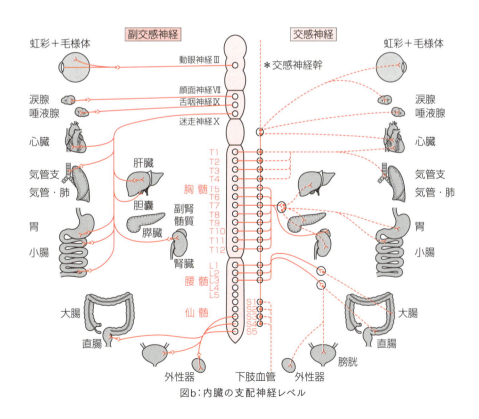

図b：内臓の支配神経レベル

⑥内臓の痛み

問診項目

- 軽減悪化因子→動作とは関係ない
- 随伴症状の有無→内臓痛の場合は、その臓器に特徴的な症状があることが多い（図b参照）

検査項目

- 臓器に関連した脊髄レベルの筋肉の痛みや圧痛点
- 内臓疾患に特徴的な圧痛点（p.104参照）
- 内臓疾患に代表的な関連痛エリア（図c参照）

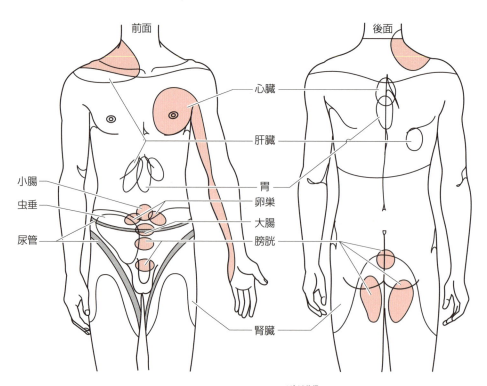

図c：内臓と関連痛の関係[10]より改編

⑦骨の痛み
問診項目
- 軽減悪化因子→骨では安静時と動作時両方に痛みがある
- 動作開始時痛→退行性疾患、運動時痛→骨折など
- 障害された骨が関与する動作全てで痛みがある

検査項目
- 障害局所の叩打痛
- 障害局所の聴診→骨折部と思われる中枢側に聴診器を当て、末梢部を叩打したときに、左右で骨伝導に違いがある
  (なお、新鮮例の圧迫骨折では、叩打痛がないこともあるため、注意が必要)
- 可動域検査→全方向で痛みが出現

⑧精神的な痛み
問診項目
心因性(うつに伴う)の疾患は、
　①抑うつ気分「気分が重かった、憂うつだったり、絶望的に感じる」
　②興味・喜びの消失「何かやろうとしてもほとんど興味がなかったり、楽しくない」
の2つがなければ重篤なうつは除外できる。

検査項目
- 圧痛検査→軽く刺激するだけで広範囲が痛んだり、限局しない広範囲な痛みが生じる
- 気そらし試験→気をそらすような動作や声かけをしながら検査を行うと陰性になる

※p.17表1-2:心因性(非器質性)疾患に特徴的な身体的所見(ワデル特徴)参照

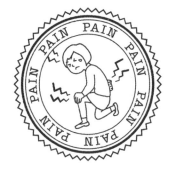

第3章

痛みを鑑別しよう

第3章

痛みを鑑別しよう

　患者は、主に痛い部位を訴えて来院します。そこで本章では、2章Step3で行う手順を、部位別に解説します。各部位ごとに、基本の情報を確認し、Step3-①で考えられる疾患をできるだけ思い浮かべてから、Step2で予想した痛みの原因組織ごとにイメージできる疾患に割り振ることで、疾患を絞り込みます。その後、Step3-②で、具体的な問診や検査を通して、疾患を確定させていきましょう。

1 頭が痛い

・**基本情報**

　頭痛は、片頭痛・緊張型頭痛・群発性頭痛など頭痛そのものが痛みの原因である**一次性頭痛**と、脳出血や脳腫瘍など別の病気に伴い頭痛が出現する**二次性頭痛**の2種類があり、約90%が一次性、残りの約10%が二次性であるとされています。

　一次性頭痛の鑑別には、痛みの頻度と種類を知ることが大切です。頭痛の頻度に関しては、**毎日～週に2、3回出現する頭痛は緊張型頭痛**、**月に1、2回から数ヵ月に1回の頭痛は片頭痛**、**ある時期に集中して起こる頭痛は群発性頭痛**に分類されます。痛みの種類に関しては、**重く締め付けられる痛みが緊張型頭痛**、**拍動性でズキズキした痛みが片頭痛**、**眼の奥がえぐられるような激しい頭痛が群発性頭痛**といわれています。知っておきたいポイントとしては、**緊張型頭痛**では肩こりを伴うことが多く、片頭痛では頭痛が起こる前に前兆（**閃輝暗点**（せんきあんてん））が存在したり、吐き気を伴うことがあります。**群発性頭痛**の場合は**流涙・鼻づまり・瞼が下がる**などの特徴があります。このように、一次性頭痛はその特徴を理解すれば鑑別は容易です。

　一方、二次性頭痛は上記以外の頭痛を指します。原因には、顎関節症や頚椎症に伴う頭

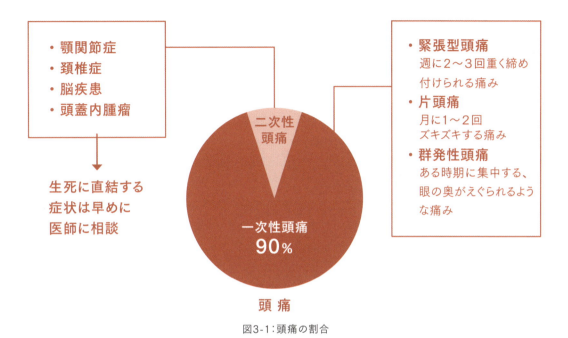

図3-1：頭痛の割合

　痛や、脳疾患に関連した頭痛などです。特に脳疾患に関連する頭痛では、生死と直結することも少なくありません、**①頭痛以外に全身症状を有するもの、②頭痛の頻度や間隔、さらには痛みの種類が変化するもの、③突然激しい頭痛が起こったもの**などにあてはまる場合は早い段階で医師に相談する必要があります。

　なお、高齢者の**二次性頭痛**で多いのは**頭蓋内腫瘤（慢性硬膜下血腫）**の患者であり、前頭洞に相当する部位を打診し、左右の頭蓋を聴診器で聴診した際、左右差があり濁音で減弱していれば頭蓋内腫瘤（血腫）があると判断できます。また**側頭動脈炎**では、頭痛に加えて発熱や会話や食事で顎が疲れやすい顎跛行が特徴です。割合は少ないですが、視力低下や複視なども側頭動脈炎の大きな特徴です。所見として、数珠状の側頭血管、拡張した側頭動脈、側頭動脈の発赤・熱感・圧痛などを把握することが大切です。

第3章　痛みを鑑別しよう

【 情報のまとめ1　一次性頭痛とその他の頭痛の特徴 】

分類	特徴
緊張型頭痛	頻度：毎日から週に2〜3回 痛みの種類：締め付けられるような痛み
片頭痛	頻度：月に1〜2回から数ヵ月に1回 痛みの種類：拍動性でズキズキした痛み
群発性頭痛	頻度：ある時期に集中して起こる 痛みの種類：眼の奥がえぐられるような激しい痛み
二次性頭痛 （脳出血など）	① 頭痛以外に全身症状を有する ② 頭痛の頻度や間隔、さらには痛みの種類が変わる ③ 突然激しい頭痛 上記の3つにあてはまる頭痛
側頭動脈炎	発熱、新しい頭痛、顎跛行が特徴 視力低下や複視なども割合は少ないが特徴的

【 情報のまとめ2　頭痛と部位の関係 】

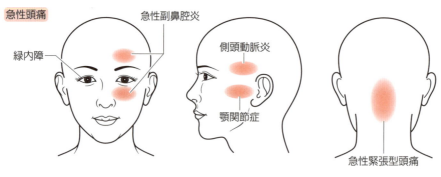

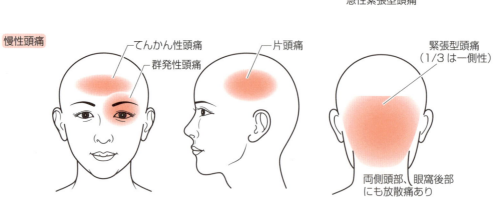

図3-2：頭痛の種類

STEP 3 ●「頭が痛い」という患者が来院した場合にStep3で行うこと●
①痛みの原因組織から疾患をイメージする

【 全体としてイメージできる疾患 】

「頭が痛い」と聞いて、すぐにイメージすべき主な疾患名を領域ごとに列挙します。

> 整形外科領域：頚椎症など
> 内科領域　　：高血圧など
> 脳外科領域　：片頭痛、緊張型頭痛、群発性頭痛、脳卒中（脳出血・脳梗塞）、
> 　　　　　　　脳腫瘍、頭蓋内腫瘍（慢性硬膜下血腫）、くも膜下出血、髄膜炎、
> 　　　　　　　側頭動脈炎、てんかんなど
> 感覚器領域　：緑内障、副鼻腔炎など（目・鼻・耳の疾患）
> その他　　　：帯状疱疹、帯状疱疹後神経痛、顎関節症、うつ病、てんかんなど

【 原因組織からイメージできる疾患 】

原因組織	代表的な疾患
①皮膚	帯状疱疹
②神経	頚椎症、脳卒中、くも膜下出血、髄膜炎、脳腫瘍、帯状疱疹後神経痛、てんかん
③筋肉	緊張型頭痛、片頭痛
④椎間板・靱帯	なし
⑤関節	顎関節症
⑥内臓（感覚器含む）	緑内障、副鼻腔炎、高血圧（その他、目・鼻・耳の疾患）
⑦骨	なし
⑧精神	うつ病
その他	片頭痛、群発性頭痛、側頭動脈炎、薬剤性頭痛、頭蓋内腫瘍

●「頭が痛い」という患者が来院した場合にStep3で行うこと●
②エビデンスに基づいて鑑別する

①頭痛患者への問診・所見

	問診・検査項目	陽性尤度	考えられる疾患
1	悪心・光過敏・音過敏がある	19.2	片頭痛 →あてはまったら③へ
2	拍動性、4～72時間に痛み、片側性、悪心嘔吐、生活に支障のある強い痛み、のうち3つ以上存在する	3つ：3.5 4つ：24	片頭痛 →あてはまったら③へ
3	神経学的所見（バレー徴候・手の回内回外運動など）に異常がある	5.2	二次性頭痛
4	顎跛行と頭皮の圧痛	―	側頭動脈炎 →あてはまったら③へ

②頭痛患者への検査

	検査名	方法	考えられる疾患
1	頭蓋の聴診	前頭洞相当部位を打診し、左右差があり、かつ濁音で減弱している。	頭蓋内腫瘤（血腫）

③疾患を確定させるための最終的な問診・検査

片頭痛	
Yes（その項目があてはまる、または陽性である）	
Rank1　1つでもあれば確定的な所見	
1	拍動性、4～72時間の痛み、片側の頭痛、悪心嘔吐、生活に支障を来す強さの頭痛のうち4つ以上にあてはまる	24
2	悪心	19.2
Rank2　1つでもあれば可能性を疑う所見	
1	チョコレートが頭痛の誘因因子	7.1
2	光過敏症	5.8
3	音過敏症	5.2
Rank3　複数存在すれば候補の1つになる可能性がある所見	
1	チーズが頭痛の誘発因子	4.9
2	一側性頭痛	3.7
3	拍動性、4～72時間の痛み、片側の頭痛、悪心嘔吐、生活に支障を来す強さの頭痛のうち3つ以上にあてはまる	3.5
4	拍動性頭痛	2.9

No（その項目があてはまらない、または陰性である）		
Rank1　1つでもあれば除外確定的な所見		
	なし	
Rank2　1つでもあれば除外の可能性を疑う所見		
	なし	
Rank3　複数存在すれば除外候補の1つになる可能性がある所見		
1	光過敏症	0.25
2	拍動性頭痛	0.36
3	音過敏症	0.38
4	一側性頭痛	0.43

側頭動脈炎		
Yes（その項目があてはまる、または陽性である）		
Rank1　1つでもあれば確定的な所見		
1	頭皮の圧痛	14.6
Rank2　1つでもあれば可能性を疑う所見		
	なし	
Rank3　候補の1つになる可能性がある所見		
1	数珠状の側頭血管	4.6
2	顎跛行	4.3
3	拡張した側頭動脈	4.3
4	複視	3.4
5	側頭動脈の圧痛	2.6
6	側頭動脈の拍動消失	2.7
No（その項目があてはまらない、または陰性である）		
Rank1　1つでもあれば除外確定的な所見		
	なし	
Rank2　1つでもあれば除外の可能性を疑う所見		
	なし	
Rank3　複数存在すれば除外候補の1つになる可能性がある所見		
1	最近発症の頭痛	0.37

※上記に疾患がない場合はp.46「痛みの原因組織に関する鑑別」を参照してください。

2 顔が痛い

・基本情報

　顔面の知覚は主に三叉神経により伝えられますが、舌咽神経や頚神経・交感神経などが顔の痛みに関与することもあります。そのため、顔面の痛みはこれらの神経が複雑に交差する起こり方や伝わり方をする場合があり、診察の際は、**痛みの質・強さ・継続時間・誘発因子の有無などを他の部位よりも入念に確認**すべきでしょう。

　明らかな外傷・打撲の既往がなく、顔面に痛みを訴えるのは、**三叉神経痛（典型的・症候性）、非定型型顔面痛、舌咽神経痛、顎関節症、その他（頭痛・帯状疱疹後神経痛、副鼻腔炎など）などがあり、これらを正確に鑑別する必要**があります。

　三叉神経痛は、顔面に発作性の激痛を起こす疾患で、男性より女性でやや多く、日本では10万人程度の患者がいるとされています。三叉神経痛は、①発症は50歳以上が多く40歳未満は少ない、②女性に多い（男性の約2倍）、③第2枝の罹患が多い（2>3>1枝）、④痛みは神経領域に限局し、片側性であることが多い、⑤痛みは発作性で短時間の激痛である（1回の発作は2～3秒で、長くても1～2分であり、稲妻様・電気様の痛み）、⑥会話や歯

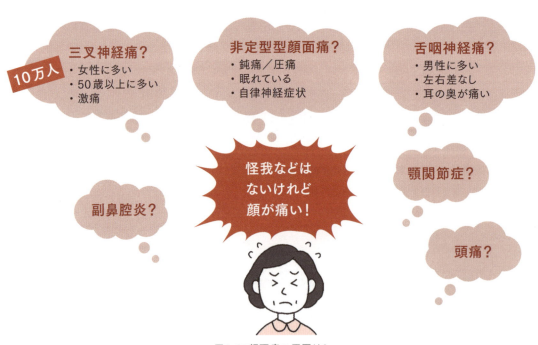

図3-3：顔面痛の原因は?

磨き、口唇周囲の刺激で痛みが出現する誘発部位（trigger zone）が存在するなどの特徴が挙げられます。なお、三叉神経痛の一部には帯状疱疹や多発性硬化症に関連して生じる症候性三叉神経痛があり、厳密には区別する必要があります。

非定形型顔面痛は、「顔面痛の中でも器質的病変、および機能性病変を除外した後に残る、いずれにも分類できない顔面痛を指し、三叉神経領域に痛みが出現するが、三叉神経痛ではないもの」です。特徴は、①中高年に多いが、発症年齢は幅広い、②女性に多い、③眼球の奥や周囲、前頭部・鼻・上下顎など知覚神経支配には一致しない痛み、④痛みは持続性の鈍痛・圧迫痛である、⑤アロディニアや異常感覚を伴うことが多い、⑥会話などで痛みを誘発することはなく、運動障害も伴わない。睡眠を妨げられることもない、⑦顔面紅潮・結膜充血・流涙・鼻閉などの自律神経症状を伴うなどが挙げられます。

舌咽神経痛は、三叉神経痛と同様に短時間の一過性電撃痛がありますが、耳・舌後部・扁桃・咽頭・下顎直下に生じ、嚥下・会話・咳・あくびなどで誘発されます。また、痛みの分布以外は典型的三叉神経痛の症状と類似しています。特徴は、①発症は50歳前後が最も多い、②男性に多い（女性の約1.5倍）が罹患率は三叉神経痛の1/100、③耳の奥の痛みを訴えることが多い、④痛みは咽頭部・下顎などにもあり、左右差はない、⑤痛みは発作性で短時間の激痛である（チクチク）、⑥嚥下時痛は必発であり、睡眠時にも高い確率で痛みが存在する、⑦2～3年で症状が緩解することが多いなどがあります。

【 情報のまとめ1　顔面痛の分類とその特徴 】

分類	特徴
三叉神経痛	特徴：50歳以上の女性に多い 部位：第2枝の罹患が多い（2>3>1枝）、片側性 痛み：発作性で短時間の激痛である 誘因：会話や歯磨き、口唇周囲などの刺激
非定形型顔面痛	特徴：中高年の女性に多い 部位：眼球の奥や周囲、前頭部（知覚神経支配には一致しない） 痛み：持続性の鈍痛・圧迫痛（アロディニアや異常感覚を伴う） その他：顔面紅潮・結膜充血・流涙・鼻閉などの自律神経症状を伴う
舌咽神経痛	特徴：50歳前後の男性に多い 部位：咽頭部・下顎などにもあり、左右差はない 痛み：発作性で短時間の激痛である（チクチク）、耳の奥の痛み その他：嚥下時痛は必発
症候性三叉神経痛	特徴：若年者にも出現、他の疾患に関連して生じる 部位：三叉神経領域 その他：帯状疱疹（皮疹・耳鳴り・めまい） 　　　　多発性硬化症（知覚異常）
副鼻腔炎	前屈位や頬骨の叩打で増悪する顔面痛

【 情報のまとめ2　痛みの部位と三叉神経の関係 】

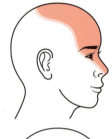

三叉神経第1枝（眼神経）：
額・こめかみ・上瞼・眼球・鼻腔上部など

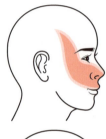

三叉神経第2枝（上顎神経）：
鼻の一部・下瞼・頬・上唇・鼻腔下部・口腔上部など

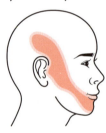

三叉神経第3枝（下顎神経）：
側頭部・耳の穴・下歯・下前2/3など

図3-4：三叉神経の神経支配と症状の関係

STEP 3 ●「顔が痛い」という患者が来院した場合にStep3で行うこと●
①痛みの原因組織から疾患をイメージする

【 全体としてイメージできる疾患 】

「顔が痛い」と聞いて、すぐにイメージすべき疾患名を領域ごとに列挙します。

整形外科領域　：なし
内科領域　　　：なし
脳外科領域　　：片頭痛、緊張型頭痛、三叉神経痛、舌咽神経痛、非定形型顔
　　　　　　　　面神経痛、多発性硬化症 など
感覚器領域　　：副鼻腔炎 など（目・鼻・耳の疾患）
その他　　　　：帯状疱疹、顎関節症、うつ病、歯痛 など

【 原因組織からイメージできる疾患 】

原因組織	代表的な疾患
①皮膚	帯状疱疹
②神経	三叉神経痛、舌咽神経痛、帯状疱疹後神経痛、多発性硬化症
③筋肉	緊張型頭痛、片頭痛
④椎間板・靱帯	なし
⑤関節	顎関節症
⑥内臓（感覚器含む）	副鼻腔炎
⑦骨	なし
⑧精神	うつ病
その他	片頭痛、歯痛、非定形型顔面痛

第3章　痛みを鑑別しよう　63

●「顔が痛い」という患者が来院した場合にStep3で行うこと●
②エビデンスに基づいて鑑別する

①顔面痛患者への問診・所見

	問診・検査項目	陽性尤度	考えられる疾患
1	発作性で短時間の激痛で会話や歯磨き、口唇周囲などの刺激で誘発	-	三叉神経痛
2	顔面紅潮・結膜充血・流涙・鼻閉などの自律神経症状を伴う	-	非定型顔面神経痛
3	嚥下時痛がある	-	舌咽神経痛
4	皮疹がある	-	帯状疱疹
5	開口障害・クリック音がある	-	顎関節症
6	歯の痛みがある	-	歯原性・非歯原性
7	膿性の鼻汁がある	1.4 − 5.5	副鼻腔炎 →あてはまったら③へ

②顔面痛患者への検査

	検査名	方法	考えられる疾患
1	頬骨叩打テスト	頬骨叩打で増悪	副鼻腔炎 →あてはまったら③へ
2	顎関節部聴診	顎関節の開閉時にクリック音	顎関節症
3	顔面部の触診	額、頬、下顎の触診を行い、痛みなどの左右差を比べる	三叉神経痛
4	歯の叩打	痛みがある歯を叩打したり、温冷刺激を加える	歯原性の顔面痛

③疾患を確定させるための最終的な問診・検査

副鼻腔炎	
Yes（その項目があてはまる、または陽性である）	
Rank1　1つでもあれば確定的な所見	
なし	

Rank2	1つでもあれば可能性を疑う所見	
1	身体所見で膿性鼻汁	5.5
Rank3	複数あれば候補の1つになる可能性がある所見	
1	上顎歯痛	2.5

No（その項目があてはまらない、または陰性である）

Rank1	1つでもあれば除外確定的な所見	
1	先行する上気道炎	0.1
Rank2	1つでもあれば除外の可能性を疑う所見	
	なし	
Rank3	複数存在すれば除外候補の1つになる可能性がある所見	
1	着色した鼻汁の既往歴	0.3
2	鼻声	0.4
3	身体所見で膿性鼻汁	0.5
4	味覚障害	0.5
5	前屈位の疼痛	0.5

※上記に疾患がない場合はp.46「痛みの原因組織に関する鑑別」を参照してください。

3 顎が痛い

・**基本情報**

　顎の痛みの原因としては、**顎関節症**が一番多いと思われます。顎関節症は、顎関節や咀嚼筋の疼痛、関節雑音、開口障害（正常は2横指以上開口）を3徴候とする慢性疾患群の総括的疾患名であり、その**病態**には**咀嚼筋障害、関節包・靱帯障害、関節円板障害、変形性顎関節症**などが含まれています。**顎関節症**は、男女比：1：2〜4で女性に多く、70〜90%が片側性で左右の出現率に差は認められません。また、年代的には20歳代（筋・骨格系の成長と咬合の完成、精神的不安）と50歳代（歯牙の喪失や義歯の使用＝咬合不全）で最も多く認められます。

　顎関節症の原因としては、咬合異常・咀嚼筋の筋緊張亢進、外傷、精神的ストレスなど

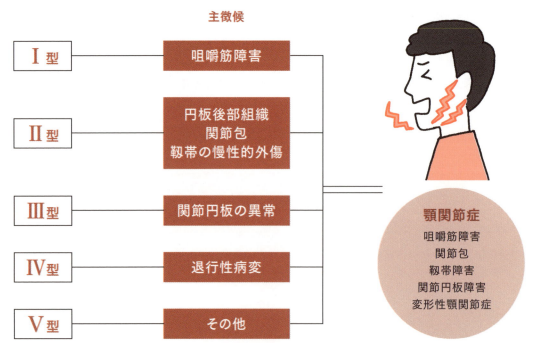

図3-5：顎関節症の分類

が複雑に絡み合って発症することが知られていますが、詳細な原因は不明です。そのため、顎の痛みの治療では、疼痛に焦点を当てるだけでなく、総合的な治療が必要となります。なお、顎関節症は、<u>咀嚼筋障害を主徴候としたⅠ型</u>、<u>円板後部組織・関節包・靱帯の慢性的外傷性病変を主徴候としたⅡ型</u>、<u>関節円板の異常を主徴候としたⅢ型</u>、<u>退行性病変を主徴候としたⅣ型、Ⅰ型からⅣ型に該当しないⅤ型</u>に分類できます。

　一方、顎関節症以外に顎の痛みの原因となるのが、顔面痛、歯痛、目・鼻・耳に関連した疾患です。特に耳は顎関節部とも近いことから、耳の痛みや閉塞感と顎関節部の痛みが連動していることも少なくありません。いずれにせよ、痛みが顎関節由来のものか、またはそれ以外の原因かは①顎関節や咀嚼筋の疼痛、②関節雑音、③開口障害の3徴候が存在するかを中心に確認し、正しく鑑別する必要があります。

　なお、顎の痛みの原因で精神的な要素が含まれていると思われる疾患には、原因不明の舌の痛みを主訴とする舌痛症、顎関節症Ⅴ型、さらにはうつ病などがあります。

【 情報のまとめ1　顎痛の分類とその特徴 】

分類	特徴
顎関節症	顎関節の疼痛、関節雑音、開口障害
三叉神経痛	発作性で短時間の激痛、会話や歯磨き、口唇周囲などの刺激で誘発
舌咽神経痛	発作性で短時間の激痛（チクチク）で、嚥下時痛は必発
歯原性歯痛	虫歯に伴う痛み、虫歯が存在している
非歯原性歯痛	咀嚼や噛みしめなどで痛みが誘発されるが、虫歯はない

● 「顎が痛い」という患者が来院した場合にStep3で行うこと ●
①痛みの原因組織から疾患をイメージする

【 全体としてイメージできる疾患 】

「顎が痛い」と聞いて、すぐにイメージすべき疾患名を領域ごとに列挙します。

> 整形外科領域：なし
> 内科領域　　：なし
> 脳外科領域　：片頭痛、緊張型頭痛、三叉神経痛、舌咽神経痛、非定形型顔面痛、多発性硬化症 など
> 感覚器領域　：副鼻腔炎 など（目・鼻・耳の疾患）
> その他　　　：帯状疱疹、顎関節症、歯痛、うつ病、舌痛症 など

【 原因組織からイメージできる疾患 】

原因組織	代表的な疾患
①皮膚	帯状疱疹
②神経	三叉神経痛、舌咽神経痛、多発性硬化症
③筋肉	顎関節症（Ⅰ型）、緊張型頭痛、片頭痛
④椎間板・靱帯	顎関節症（Ⅱ型・Ⅲ型）
⑤関節	顎関節症（Ⅱ型、Ⅲ型）
⑥内臓（感覚器含む）	副鼻腔炎、目・鼻・耳の疾患
⑦骨	顎関節症（Ⅱ型、Ⅳ型）
⑧精神	顎関節症（Ⅴ型）、うつ病、舌痛症
その他	歯原性歯痛、非歯原性疼痛、非定形型顔面痛

STEP 3 ● 「顎が痛い」という患者が来院した場合にStep3で行うこと ●
②エビデンスに基づいて鑑別する

①顎痛患者への問診・所見

	問診・検査項目	陽性尤度	考えられる疾患
1	顎関節の疼痛、関節雑音、開口障害がある	−	顎関節症
2	発作性で短時間の激痛、会話や歯磨き、口唇周囲などの刺激で誘発	−	三叉神経痛
3	嚥下時痛がある	−	舌咽神経痛
4	虫歯がある	−	歯原性疼痛
5	咀嚼や噛みしめなどで痛みが誘発されるが、虫歯はない	−	非歯原性疼痛

②顎痛患者への検査

	検査名	方法	考えられる疾患
1	顎関節部聴診	顎関節の開閉時にクリック音がある	顎関節症
2	冷水テスト	冷たい水を飲水する際に痛みがある	歯原性疼痛

③疾患を確定させるための最終的な問診・検査

特になし。

※p.46「痛みの原因組織に関する鑑別」を参照してください。

4 首が痛い

・基本情報

　首を中心とした**頚肩部痛**は、**頚肩部に痛みが限定しているもの**と**頚肩部のみならず、腕まで痛みを訴えるもの**の2つに大別されます。頚肩部に痛みが限局しているものとしては**肩こり**や**頚椎椎間板症・頚椎椎間関節症**など筋肉や関節の問題が一般的です。また、**心臓疾患では左肩**に、**胆嚢や肝臓疾患では右肩に痛み**が出現することも多く、**内臓からの関連痛**が頚肩部痛の原因となることもあります。なお、筋肉や関節に関係する痛みは、頚部や肩関節の動きに伴って痛みが悪化することが一般的であるのに対し、内臓からの痛みでは頚部や肩関節の動きと症状に関連性がないのが特徴です。

　一方、頚肩部から腕にかけて痛みやしびれを訴える疾患には、**頚椎症**や**胸郭出口症候群**など神経に伴う痛みと、肩や頚部の筋肉の痛み、さらにはパンコースト症候群は、肺がん

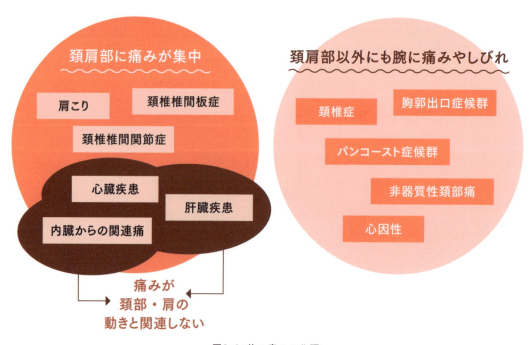

図3-6：首の痛みの分類

などの肺病変が腕を支配する神経を障害することにより、痛みが起こるものです。

　神経が原因の場合は、痛みやしびれが障害された神経に関連したエリア（デルマトーム・末梢神経）に起こることや、運動障害を伴うことなどが特徴です。一方、筋肉が原因の場合は、筋肉内にあるトリガーポイントと呼ばれる部分が腕などに痛みを誘発することが知られており、特定の動作で痛みが悪化します。特に斜角筋、棘上筋・棘下筋・肩甲下筋などは、上肢に痛みを起こすことが多いので注意が必要です。また、パンコースト症候群では、痛み以外にも眼瞼が下垂するなどホルネル徴候（p.74図3-7参照）と呼ばれる特徴的な所見が認められます。さらに、器質的な原因が認められない非器質性の頚部痛の割合も多く、ワデル徴候（p.17参照）が2点以上で12週間以上痛みが継続していれば、**非器質性の頚部痛**と判断します。そのほか、「肘で患者の肩を固定した状態で、頚部と肩を同時に回旋させた場合」や「頚部を動かさないように固定しながら肩を外転した場合」などで痛みが出現したときは**心因性**と考えることもできます。なお、運動障害や感覚異常が著しいタイプでは、手術療法の適応となります。

【 情報のまとめ1　頚部痛の分類とその特徴 】

分類	陽性尤度	特徴
頚椎椎間板ヘルニア（頚椎症性神経根症）	-	手のしびれや痛み デルマトームに一致した、深部腱反射、筋力などの低下
頚椎症性脊髄症	-	手全体のしびれや痛み、巧緻障害や歩行困難を伴うことあり
胸郭出口症候群	-	斜角筋や小胸筋での圧迫、前腕や上腕にかけての痛みやしびれ 自律神経障害を伴うこともある
変形性頚椎症	-	動き始めの痛み、手のしびれなどを伴うことがある
頚部椎間関節症	-	肩背部の重だるい痛み、頚椎の後側屈で増悪
頚椎椎間板症	-	肩背部の重だるい痛み、頚部の後屈で増悪

【情報のまとめ2　頚部痛と組織の関係（詳細な見分け方）】

原因組織	代表的な疾患	症状
②神経	頚椎ヘルニア 胸郭出口症候群	しびれを伴うことがある 感覚や運動障害が見られる
③筋肉	筋筋膜性疼痛（肩こり）	頚部または腕に広がる重だるい痛み 動作により悪化する
④椎間板・靭帯	頚椎椎間板症	頚部に限局した重だるい痛み
⑤関節	頚椎椎間関節症	頚部に限局した重だるい痛み 頚部の後屈・後側屈で悪化
⑥内臓	左：狭心症、心筋梗塞 右：胆嚢疾患・肝臓疾患 右または左：パンコースト症候群	痛みの変化と動作には関連性はない。心臓・肺疾患では動悸や息切れなどの症状が認められる
⑦骨	変形性頚椎症	動き始めに特に痛みが認められる

STEP 3
●「首が痛い」という患者が来院した場合にStep3で行うこと●
①痛みの原因組織から疾患をイメージする

【全体としてイメージできる疾患】

「首が痛い」と聞いて、すぐにイメージすべき疾患名を領域ごとに列挙します。

　　　整形外科領域：肩こり、頚椎椎間板症、頚椎椎間関節症、胸郭出口症候群、
　　　　　　　　　　筋筋膜性疼痛、変形性頚椎症、肩関節周囲炎、頚椎後縦靭帯
　　　　　　　　　　骨化症など
　　　内科領域　　：心疾患、胆嚢・膵臓疾患、パンコースト症候群など
　　　脳外科領域　：脳梗塞、神経痛性筋萎縮症など
　　　感覚器領域　：なし
　　　その他　　　：顎関節症、うつ病、歯痛など

【 原因組織からイメージできる疾患 】

原因組織	代表的な疾患
①皮膚	なし
②神経	脳梗塞、頚椎ヘルニア（頚椎症性神経根症・脊髄症）、胸郭出口症候群、神経痛性筋萎縮症、絞扼性神経障害（斜角筋症候群、過外転症候群）
③筋肉	筋筋膜性疼痛（肩こり）
④椎間板・靱帯	頚椎椎間板症、頚椎後縦靱帯骨化症
⑤関節	頚椎椎間関節症・肩関節周囲炎（五十肩）
⑥内臓（感覚器含む）	心臓・肺・胆嚢・膵臓・肝臓の炎症
⑦骨	変形性頚椎症、頚部骨折
⑧精神	うつ病
その他	パンコースト症候群、髄膜炎

STEP 3

● 「首が痛い」という患者が来院した場合にStep3で行うこと ●

②エビデンスに基づいて鑑別する

①頚部痛患者への問診・所見

	問診・検査項目	陽性尤度	考えられる疾患
1	腕の筋力低下、手足の刺すような痛み	-	頚椎症性神経根症・脊髄症
2	激痛	-	頚部骨折、髄膜炎
3	頚部痛＋呼吸困難やのどの違和感	-	肺疾患
4	肩・腕、手の痛み・しびれ	-	胸郭出口症候群
5	手・腕の痛み・しびれ	-	頚椎症・絞扼性神経障害*

＊絞扼性神経障害とは手根管・肘部管・円回内筋症候群などを指す

②頸部痛患者への検査

	検査名	方法	考えられる疾患
1	ホルネル徴候	眼瞼下垂、瞳孔の縮小、眼窩内での眼球のわずかな陥没を確認（図3-7：参照）	パンコースト症候群
2	モーリーテスト	鎖骨上窩にある前・中斜角筋間を圧迫した際に、愁訴の再現がある	斜角筋症候群
3	ルーステスト	肩関節90°外転外旋位で手指の開閉を3分間行った場合、愁訴の再現がある	過外転症候群
4	肩引き下げテスト	肩の力を抜き、両上肢を下方に引き下げたときに愁訴が再現がある	肋鎖症候群
5	手の知覚検査	デルマトーム、myelopathy handなどの知覚異常（図3-8：参照）	神経根障害 →あてはまったら③へ
6	深部腱反射	上腕二頭筋反射（C5）、腕橈骨筋反射（C6）、上腕三頭筋反射（C7）（図3-8、3-9：参照）	神経根障害 →あてはまったら③へ
7	筋力検査	上腕二頭筋（C5）、腕橈骨筋（C6）、上腕三頭筋（C7）、指屈曲（C8）（図3-8、3-9：参照）	神経根障害 →あてはまったら③へ
8	病的反射	トレムナー徴候、ホフマン徴候、ワルテンベルグ徴候	脊髄障害
9	ワデル徴候	圧痛、疑似負荷試験、気そらし試験、神経学的所見、過剰反応のうち2～3項目以上あてはまる場合は陽性	非器質性の頸部痛

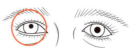

図3-7：ホルネル徴候

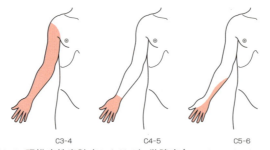

図3-8：頸椎症性脊髄症における知覚障害（myelopathy hand）

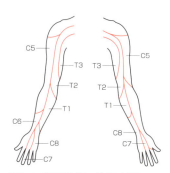

図3-9：頸肩腕部の神経支配エリア

③疾患を確定させるための最終的な問診・検査

頸椎の神経障害（頸部と上肢に痛みを訴える患者の診断）		
Yes（その項目があてはまる、または陽性である）		
Rank1　1つでもあれば確定的な所見		
1	イートンテスト	12.8
Rank2　1つでもあれば可能性を疑う所見		
1	上腕二頭筋反射の減弱	9.1
Rank3　複数あれば候補の1つになる可能性がある所見		
1	スパーリングテスト	3.6
2	上腕二頭筋、腕橈骨筋、上腕三頭筋の深部腱反射のいずれかの減弱	3.6
3	ジャクソンテスト	2.7
No（その項目があてはまらない、または陰性である）		
Rank1　1つでもあれば除外確定的な所見		
	なし	
Rank2　1つでもあれば除外の可能性を疑う所見		
1	患側への首回転が60°以下	2.0
Rank3　複数存在すれば除外候補の1つになる可能性がある所見		
1	イートンテスト	0.25
2	上腕二頭筋、腕橈骨筋、上腕三頭筋の筋力検査のいずれかの減弱	0.4

障害高位診断（陽性の場合）

C 5			
1	肘の屈曲筋力低下		5.3
2	上肢外側の感覚障害		0.82
C 6			
1	上腕三頭筋反射または腕橈骨筋の減弱		14.2
2	母指の感覚障害		8.5
3	手首の伸展筋力		2.3
C 7			
1	肘の伸展筋力低下		4.0
2	上腕三頭筋反射の減弱		3.0
3	中指の感覚障害		NS
C 8			
1	小指の感覚障害		41.1
Th 1			
1	上肢内側の感覚障害		1.1

※上記に疾患がない場合はp.46参考「痛みの原因組織に関する鑑別」を参照してください。

5 肩が痛い

・基本情報

　肩痛の原因は、肩周囲の筋肉や靱帯の障害に伴う痛みが主流です。これは、肩関節は球関節と呼ばれる外れやすい構造であり、それを補うように筋肉や靱帯が肩関節を強固に補強しているためで、加齢などで筋力が弱まるとそれぞれの筋肉にかかる負担が大きくなり、障害されやすくなると考えられています。一般的に、筋肉や靱帯などの軟部組織が関係する痛みは重だるい痛みですが、炎症が認められると激しい痛みとなり、夜間痛などが出現します。疾患は、①退行疾患に伴う肩関節周囲炎（五十肩）、腱板炎、肩峰下滑液包炎、上腕二頭筋長頭腱炎、烏口突起炎、腱板断裂、腱板損傷、変形性肩関節症、②外傷などに伴う骨折、脱臼、靱帯・腱損傷、③末梢神経障害に伴う腕神経叢障害、副神経障害、腋窩神経障害、肩甲上神経障害、長胸神経障害、胸郭出口症候群、④その他の疾患として糖尿病、

退行疾患
肩関節周囲炎（五十肩）、腱板炎、肩峰下滑液包炎、上腕二頭筋長頭腱炎、烏口突起炎、腱板断裂、腱板損傷、変形性肩関節症

外傷
骨折、脱臼、靱帯・腱損傷

末梢神経障害
腕神経叢障害、副神経障害、腋窩神経障害、肩甲上神経障害、長胸神経障害、胸郭出口症候群

その他
糖尿病、甲状腺機能亢進症、狭心症、頸椎疾患

→ 動きに伴って症状が変化しない場合は注意

図3-10：肩痛の分類

第3章　痛みを鑑別しよう

甲状腺機能亢進症、狭心症、頚椎疾患などが挙げられます。その中でも最も多い疾患は**肩関節周囲炎**と呼ばれる病態で、肩の筋肉や靱帯などの肩関節周囲の障害により起こる痛みを指します。肩関節周囲炎は別名「五十肩」や「四十肩」と呼ばれるように、中高年に多い病態で、退行変性の一部と考えられています。症状は、結帯・結髪動作などの痛みや可動域制限、さらには夜間痛が見られるなどが特徴です。なお、棘上筋などの腱が石灰化して起こる**石灰沈着性腱炎**という激しい痛みを伴う疾患もあることから、診察には注意が必要です。

一方、スポーツ選手では**腱板炎**や**腱板断裂**など、肩関節を補強する腱板に伴う痛みが多く見られます。腱板の損傷を確認するには**ヤーガソンテスト、ニアーテスト、ホーキンステスト**などがあり、それぞれ尤度の高い（確定・除外を裏付ける可能性が高い）診察ツールです。そのため、診察にはいずれかのテストを用いると便利です。

なお、肩痛は中高年の患者が多く、心臓や肺など内臓からの関連痛による痛み、糖尿病に特徴的なシャルコー関節に伴う痛みなど、内臓系や代謝系の疾患が原因であることも少なくありません。もし**動きに伴って症状が変化しない場合は注意が必要**です。

【 情報のまとめ1 肩痛の分類とその特徴 】

分類	特徴
肩関節周囲炎	五十肩や四十肩と呼ばれる肩関節の痛み、夜間痛、結帯・結髪動作の障害
関節リウマチ	朝のこわばりを主症状とする。肩から発症することはまれ
変形性肩関節症	動き始めの痛みを特徴とするが、他の部位に比べるとまれである
石灰沈着性腱炎	棘上筋の付着部に石灰が沈着、激痛で夜間痛を伴う

【 情報のまとめ2　肩痛と組織の関係（詳細な見分け方）】

原因	代表的な疾患	症状
筋肉	肩関節周囲炎	重だるい痛み（炎症時は激しい痛み） 動作に伴う痛み
関節	リウマチ、変形性肩関節症	熱感や腫脹が認められる 肩関節のほとんどの動きで痛みが認められる
内臓	心臓疾患、肺疾患、胆嚢疾患	肩関節の動きと関連性はない 呼吸困難や胸痛など他の症状が認められる
骨	骨壊死、骨折	肩関節のほとんどの動きで痛みが認められる 壊死部や骨折部を叩くと痛みが強く現れる
その他	石灰沈着性腱炎	激しい痛み

STEP 3 ●「肩が痛い」という患者が来院した場合にStep3で行うこと●
①痛みの原因組織から疾患をイメージする

【 全体としてイメージできる疾患 】

「肩が痛い」と聞いて、すぐにイメージすべき疾患名を領域ごとに列挙します。

> 整形外科領域：肩関節周囲炎、上腕二頭筋長頭腱炎、腱板炎、腱板断裂・損傷、インピンジメント症候群、変形性肩関節症、肩峰下滑液包炎、烏口突起炎、胸郭出口症候群 など
> 内科領域　　：心疾患、肺疾患、胆嚢・膵臓疾患、肝臓疾患、甲状腺機能亢進症 など
> 脳外科領域　：腕神経叢障害、副神経障害、腋窩神経障害、肩甲上神経障害、長胸神経麻痺 など
> 感覚器領域　：なし
> その他　　　：うつ病、糖尿病 など

【 原因組織からイメージできる疾患 】

原因組織	代表的な疾患
①皮膚	なし
②神経	腕神経叢障害、副神経障害、腋窩神経障害、肩甲上神経障害、長胸神経障害、胸郭出口症候群、頚椎疾患
③筋肉	肩関節周囲炎、上腕二頭筋長頭腱炎、腱板炎、腱板断裂・損傷 インピンジメント症候群
④椎間板・靱帯	肩関節周囲炎、靱帯損傷
⑤関節	変形性肩関節症、関節リウマチ
⑥内臓（感覚器含む）	心臓・肺・胆嚢・膵臓・肝臓の病症、甲状腺機能亢進症
⑦骨	変形性肩関節症、骨折、骨壊死
⑧精神	うつ病
その他	肩峰下滑液包炎、烏口突起炎、糖尿病、石灰沈着性腱炎

第3章　痛みを鑑別しよう

STEP 3　●「肩が痛い」という患者が来院した場合にStep3で行うこと●
②エビデンスに基づいて鑑別する

①肩痛患者への問診・所見

	問診・検査項目	陽性尤度	考えられる疾患
1	結帯・結髪動作時の痛み	-	肩関節周囲炎
2	激痛	-	石灰沈着性腱炎
3	肩痛＋胸部痛、動悸、肩の運動と痛みは関係ない	-	心臓疾患
4	肩・腕・手の痛み、しびれ	-	胸郭出口症候群
5	朝のこわばり、他の関節症状	-	関節リウマチ
6	動作開始時に特に痛む		変形性肩関節症
7	咳、呼吸苦、喘鳴	-	肺疾患
8	締めつけられるような胸痛	-	心疾患
9	右上腹部の圧痛、食欲不振	-	胆嚢疾患
10	心窩部、右季肋部痛	-	膵臓疾患

②肩痛患者への検査

	検査名	方法	考えられる疾患
1	ヤーガソンテスト	肘関節屈曲時に前腕を回外した際に痛みが出現	腱板炎 →あてはまったら③へ 上腕二頭筋長頭腱炎
2	ストレッチテスト	肩関節を伸展させた際に痛みが出現するが、肘を屈曲させると軽減	上腕二頭筋長頭腱炎
3	ニアーテスト	片手で肩甲骨の動きを止め、他方で肩関節を屈曲させると痛みが出現	腱板炎 →あてはまったら③へ
4	ホーキンステスト	肩と肘90°屈曲位から、内旋すると痛みが出現	腱板炎 →あてはまったら③へ
5	肩関節の触診	肩関節部を触知した際に、筋肉の塊に触れる	腱板断裂 →あてはまったら③へ
6	ペインフルアークテスト	肩関節を外転させた際、60〜120°で痛みが出現	腱板炎 →あてはまったら③へ
7	ドロップ・アームテスト	肩関節が外転90°で腕を保持させた場合に、手が落ちてしまう。	腱板断裂 →あてはまったら③へ
8	インピンジメントテスト	肩関節をやや外転した状態で屈曲させた際に痛みが出現	インピンジメント症候群

③疾患を確定させるための最終的な問診・検査

腱板炎
Yes（その項目があてはまる、または陽性である）
Rank1　1つでもあれば確定的な所見
なし
Rank2　1つでもあれば可能性を疑う所見
なし
Rank3　複数あれば候補の1つになる可能性がある所見
なし

腱板炎	
No（その項目があてはまらない、または陰性である）	
Rank1 1つでもあれば除外確定的な所見	
1	ホーキンステストとニアーテストの両方	0.1
Rank2 1つでもあれば除外の可能性を疑う所見	
	なし	
Rank3 複数存在すれば除外候補の1つになる可能性がある所見	
1	ホーキンステスト	0.3
2	ニアーテスト	0.4

腱板断裂	
Yes（その項目があてはまる、または陽性である）	
Rank1 1つでもあれば確定的な所見	
1	年齢が60歳以上	32
2	触知可能な断裂	10.2
Rank2 1つでもあれば可能性を疑う所見	
1	ドロップアームテスト	5.2
Rank3 複数あれば候補の1つになる可能性がある所見	
1	棘上筋の萎縮	2.0
2	棘下筋の萎縮	2.0
3	棘上筋の筋力低下	2.0
No（その項目があてはまらない、または陰性である）	
Rank1 1つでもあれば除外確定的な所見	
1	触知可能な断裂	0.1
Rank2 1つでもあれば除外の可能性を疑う所見	
	なし	
Rank3 複数存在すれば除外候補の1つになる可能性がある所見	
1	ホーキンステスト	0.3

2	ニアーテスト	0.3
3	ペインフルアーク徴候	0.3
4	棘下筋の筋力低下	0.4
5	棘上筋の筋力低下	0.5

肺疾患

Yes（その項目があてはまる、または陽性である）

Rank1 1つでもあれば確定的な所見

1	気胸（咳・呼吸苦・胸膜痛のいずれか）	70
2	COPD（樽状胸）	10

Rank2 1つでもあれば可能性を疑う所見

1	気管支喘息（安静時呼吸困難）	9.2
2	気管支喘息（喘鳴）	5.9

Rank3 複数あれば候補の1つになる可能性がある所見

1	COPD（労作時呼吸困難 90m 歩行すると休む）	3.0

No（その項目があてはまらない、または陰性である）

Rank1 1つでもあれば除外確定的な所見

	なし	

Rank2 1つでもあれば除外の可能性を疑う所見

1	気管支喘息（喘鳴）	0.29

Rank3 複数存在すれば除外候補の1つになる可能性がある所見

1	気胸（咳・呼吸苦・胸膜痛のいずれか）	0.3

※心疾患については、p.95「8.胸が痛い」を、胆嚢、膵臓疾患についてはp.102「9.お腹が痛い」を参照してください。

※上記に疾患がない場合はp.46「痛みの原因組織に関する鑑別」を参照してください。

6 肘が痛い

・基本情報

　肘から前腕にかけての痛みは、主に肘に原因がある疾患の可能性が高いと考えられます。最も多い疾患が**肘関節を繰り返し使うことにより生じる障害**で、**ゴルフ肘**に代表される屈筋群の障害である**内側上顆炎**、**テニス肘**に代表される伸筋群の障害である**外側上顆炎**、**関節リウマチ**や**痛風**などの疾患に伴い発症する**肘頭部滑液包炎**など、筋骨格系の疾患が中心です。また、神経性の障害としては、手を伸ばす、レバーを引く、ものを持ち上げるなどの動作を繰り返し行うことで生じる**肘部管症候群（尺骨神経）**をはじめとする**尺骨神経の絞扼性神経障害**、繰り返しの手の回内運動に伴い生じる**円回内筋症候群（正中神経）**、手首を繰り返し使うことで生じる**回外筋症候群（橈骨神経）**でも肘から指にかけて痛みを生じま

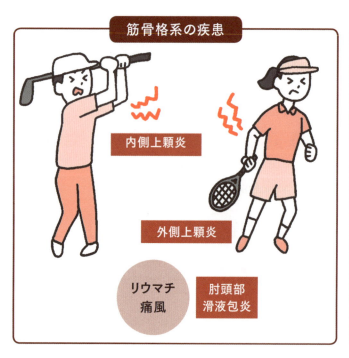
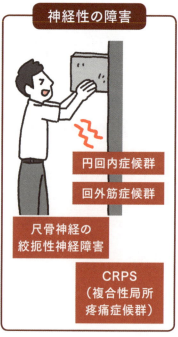

図3-11：主な肘痛の分類

す。また、骨折などに伴う神経損傷後に生じた激しい痛みは**CRPS（複合性局所疼痛症候群）**と呼ばれ、灼熱痛に加えて、過度の発汗、腫脹、アロディニアなどを広範囲に伴い、難治性の疼痛として知られています。

　それ以外の疾患としては、**頚椎症**、**胸郭出口症候群**、**脳梗塞**など、肘より中枢側の神経障害により生じる痛みやしびれ、**肘の靱帯損傷**や**剥離骨折**、さらには**心臓や胃といった横隔膜に接する臓器や食道などからの関連痛**もあり、狭心症患者の20％近くに左腕の痛みを生じます。しかし、これらは肘のみに限局した痛みというよりは、前腕や上腕にかけても痛みやしびれが存在することが多く、痛みの範囲やエリアに注目する必要があります。

　また、その逆に、手を頻回に使う仕事やスポーツでは、肩関節周囲炎と内側上顆炎と手根管症候群が重なることなどで、上肢全体がしびれたり、痛みが出現することがあり、胸郭出口症候群や脳梗塞などと間違える場合があります。このように上肢の複数の疾患が1つの症状にように見えているものを「**上肢筋骨格系障害**」と呼んでおり、**放散する頚部愁訴（肩こり）、肩腱板症候群、内側・外側上顆炎、肘部管症候群（尺骨神経の圧迫）、橈骨管症候群（橈骨神経の圧迫）、前腕・手関節部の屈筋・伸筋の腱鞘炎、ドケルバン病、手根管症候群、ギオン管症候群（尺骨神経の圧迫）、レイノー現象、上肢遠位関節の変形性関節症**などが関連して生じやすいとされています。

【 情報のまとめ1　肘痛の分類とその特徴 】

分類	特徴
上顆炎	動作に伴い悪化、肘周辺に限局 肘屈曲動作痛：内側上顆炎 肘伸展動作痛：外側上顆炎
肘部管症候群	痛みと共に運動麻痺（鷲手）、尺側のしびれや感覚障害
円回内筋症候群	肘周囲に加えて第1～3指手掌の痛みとしびれ、猿手
橈骨神経障害	肘周囲に加えて第1～3指手背の痛みとしびれ、下垂手

STEP 3 ●「肘が痛い」という患者が来院した場合にStep3で行うこと●
① 痛みの原因組織から疾患をイメージする

【 全体としてイメージできる疾患 】

「肘が痛い」と聞いて、すぐにイメージすべき疾患名を領域ごとに列挙します。

> 整形外科領域：肘部管症候群、ギオン管症候群、胸郭出口症候群、頚椎症、内側上顆炎、外側上顆炎、肘内障、肘頭部滑液包炎、関節リウマチ　など
> 内科領域　　：胃・心臓・食道疾患　など
> 脳外科領域　：脳梗塞　など
> 感覚器領域　：なし
> その他　　　：痛風・偽痛風、CRPS

【 原因組織からイメージできる疾患 】

原因組織	代表的な疾患
①皮膚	なし
②神経	肘部管症候群、ギオン管症候群、円回内筋症候群、回外筋症候群、CRPS、胸郭出口症候群、頚椎症、橈骨神経障害
③筋肉	内側上顆炎、外側上顆炎
④椎間板・靱帯	肘関節の靱帯損傷
⑤関節	肘内障、関節リウマチ
⑥内臓（感覚器含む）	胃・心臓・食道疾患
⑦骨	剥離骨折
⑧精神	なし
その他	痛風、偽痛風、肘頭部滑液包炎、上肢筋骨格系障害、脳梗塞

●「肘が痛い」という患者が来院した場合にStep3で行うこと●
②エビデンスに基づいて鑑別する

①肘痛患者への問診・所見

	問診・検査項目	陽性尤度	考えられる疾患
1	肘屈曲時の痛み	-	内側上顆炎
2	肘伸展時の痛み	-	外側上顆炎
3	肩・腕、手全体の痛みしびれ	-	頚椎症、胸郭出口症候群
4	手・腕の痛み・しびれと特徴的な手の変形	-	絞扼性神経障害*

＊絞扼性神経障害とは肘部管症候群・円回内筋症候群・橈骨神経障害などを指す

②肘痛患者への検査

	検査名	方法	考えられる疾患
1	中指伸展テスト	中指の伸展により痛みが悪化する	外側上顆炎
2	手関節掌屈テスト	手関節の掌屈により痛みが悪化する	内側上顆炎
3	手関節背屈テスト	手関節の背屈により痛みが悪化する	外側上顆炎
4	フローマン徴候	指と指で挟んだ紙を引き抜いた際に、簡単に引き抜ける	肘部管症候群
5	パーフェクトOテスト	親指と人差し指で「O」を作った際に、綺麗な○ができない	円回内筋症候群
6	チネル徴候	肘部管部など神経絞扼部の叩打でしびれが再現する	肘部管症候群など

③疾患を確定させるための最終的な問診・検査

特になし。

※p.46「痛みの原因組織に関する鑑別」を参照してください。

7　手が痛い

・基本情報

　手の痛みは主に**手首の痛み**と**手や指の痛み**に大別されます。手首の痛みとしては**手根管症候群**や**ドケルバン病**などが特に多い疾患です。**手根管症候群**は、手首の手根骨内部にある正中神経の圧迫により、痛みや第2～3指の機能低下を示す疾患です。手首を繰り返し使うことにより生じることが多いとされていますが、**妊娠後のホルモンバランス異常**、**甲状腺機能低下症**、さらには透析患者で認められる**アミロイド変性**などでも手根管症候群は生じる可能性があるので注意が必要です。また、**ドケルバン病**は、長母指外転筋と長母指伸筋が手首のトンネルを通過するため、ものをつかむ、つまむ、強く握るなどの動作を繰り返し行うことで腱鞘炎を生じる病態です。上記以外には、手首の背側第1・2区画の長母指外転筋と短母指伸筋の腱炎として、**インターセクション症候群**などが存在します。

　一方、手や指の疾患としては、**ばね指**、**変形性関節症**、**関節リウマチ**、**レイノー病**などが挙げられます。ばね指は指の曲げ伸ばしの際に指の付け根に痛みとコツコツと音がする感覚があり、指の使いすぎ以外にも糖尿病患者の15～40％程度に生じるとされています。また、手の**変形性関節症**は手の痛みとこわばりを主訴とし、複数の関節の腫大または変形が認められます。**関節リウマチ**に関しては初期には滑膜組織と関節の破壊が起こり、その後、スワンネック変形やボタンホール変形といった特徴的な変形を引き起こします。なお、1時間以上継続する朝のこわばり、近位指節関節（PIP）、中手指節関節（MCP）、手関節、肘、膝、足関節、中足趾節関節のうち3ヵ所以上の関節腫脹、手の関節（手関節、MC、PIP）の罹患の問診や所見から関節リウマチと判断することが可能です。また、手のみに限定できませんが、橈骨神経（回外筋）、正中神経（円回内筋・手根管）、尺骨神経（肘部管・ギオン管）の各神経の絞扼によっても痛みやしびれが生じる可能性があります。

　加えて手関節で起こる関節炎としては、**化膿性関節炎**や**偽痛風**があります。化膿性関節炎に関しては、関節炎に至る何らかのきっかけがあることから、最近関節の手術を受けた既往歴はないか、また80歳以上ではないか、糖尿病の既往歴はないかなどを確認する必要があります。また、類似疾患にピロリン酸カルシウムに関連した偽痛風に関しては、膝関節、手関節、足関節の順番に多く、手関節ではMCPに多く出現します。

【 情報のまとめ1 手痛の分類とその特徴 】

手首の痛み

- 手根管症候群
  - 使いすぎ
  - ホルモンバランス異状
  - 甲状腺機能低下症
  - アミロイド変性
- ドケルバン病
- インターセクション症候群

手や指の痛み

- ばね指
- 変形性関節症
- 関節リウマチ
- レイノー病
- 化膿性関節炎
- 偽痛風

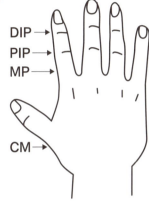

図3-12：手首の痛みと手や指の痛みの疾患

図3-13：指の関節

分類	特徴
ばね指	指の曲げ伸ばしに伴う痛みとコツコツ音
ドケルバン病	つまむ・つかむなどの繰り返し動作、第1～2指の痛み
ヘバーデン結節	手指のDIP関節に生じた退行変性、同部位の腫脹と疼痛
ブシャール結節	手指のPIP関節に生じた退行変性、同部位の腫脹と疼痛
正中神経障害（手根管症候群、円回内筋症候群）	第1～3指の機能低下と痛み、猿手
橈骨神経障害	前腕橈側の痛み、下垂手、下垂指
尺骨神経障害（肘部管症候群）	第4～5指の機能低下と痛み、鷲手
変形性関節症	長時間の使用に伴う痛みの悪化、関節の変形・腫大
関節リウマチ	朝のこわばり、スワンネック変形やボタンホール変形といった特徴的な変形（PIP関節、MP関節の障害が多い）
レイノー病	色調変化〔蒼白（白）、チアノーゼ（青）、発赤（赤）〕と痛みとしびれ
母指CM関節症	閉経後の女性に多い、母指の基部の疼痛、腫脹、不安定性、つまみ動作で痛み

【 情報のまとめ2 手のしびれの位置と神経、テスト 】

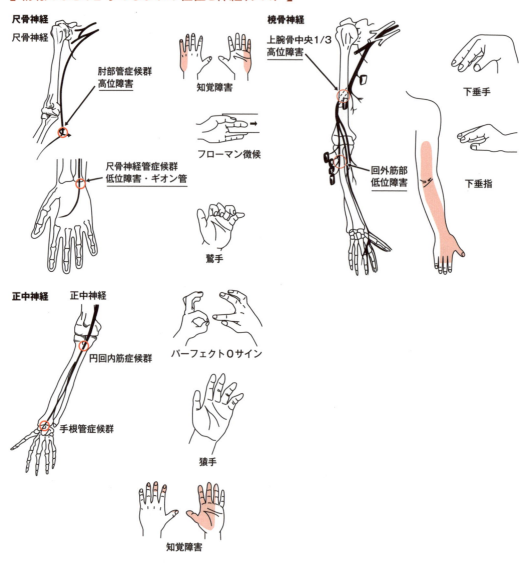

図3-14:手のしびれの位置と神経の関係

STEP 3 ●「手が痛い」という患者が来院した場合にStep3で行うこと●
①痛みの原因組織から疾患をイメージする

【全体としてイメージできる疾患】

「手が痛い」と聞いて、すぐにイメージすべき疾患名を領域ごとに列挙します。

> 整形外科領域：肘部管症候群、ギオン管症候群、手根管症候群、円回内筋症候群、関節リウマチ、筋筋膜疼痛症候群、ドケルバン病、腱鞘炎など
> 内科領域　　：甲状腺機能低下症、糖尿病など
> 脳外科領域　：なし
> 感覚器領域　：なし
> その他　　　：CRPS、レイノー病、化膿性関節炎、偽痛風など

【原因組織からイメージできる疾患】

原因組織	代表的な疾患
①皮膚	なし
②神経	肘部管症候群、ギオン管症候群、手根管症候群、円回内筋症候群、CRPS
③筋肉	筋筋膜疼痛症候群
④椎間板・靱帯	靱帯損傷
⑤関節	関節リウマチ、ヘバーデン結節、ばね指、母指CM関節症、ブシャール結節
⑥内臓（感覚器含む）	甲状腺機能低下症、糖尿病
⑦骨	変形性関節症
⑧精神	なし
その他	ドケルバン病、腱鞘炎、レイノー病、化膿性関節炎、偽痛風、インターセクション症候群

STEP 3 ●「手が痛い」という患者が来院した場合にStep3で行うこと●
②エビデンスに基づいて鑑別する

①手痛患者への問診・所見

	問診・検査項目	陽性尤度	考えられる疾患
1	長時間手を握った後にしびれ、痛み	-	手根管症候群 →あてはまったら③へ
2	つかむ、握る動作に痛み	-	ドケルバン病
3	朝のこわばり、手指の変形	-	関節リウマチ →あてはまったら③へ
4	手の冷え、色調変化	-	レイノー病
5	DIP関節に生じた結節と痛み	-	ヘバーデン結節
6	PIP関節に生じた結節と痛み	-	ブシャール結節
7	物をつまむ時などに母指の付け根（CM関節）が痛む	-	母指CM関節症

②手痛患者への検査

	検査名	方法	考えられる疾患
1	ファーレンテスト	両方の手背や手掌を合わせて手関節を背屈・掌屈した際に手がしびれる	手根管症候群 →あてはまったら③へ
2	クローズドフィスト徴候（握り拳徴候）	拳のなかに指をしっかり握り込み正中神経領域の感覚異常が生じれば陽性（60秒以内に生じれば握り拳徴候）	手根管症候群 →あてはまったら③へ
3	フリック徴候（手振り徴候）	患者に最も症状が悪いときにどうすれば楽になるか聞いた際に水銀体温計を下げるときに手を振る徴候（問診中など、勝手に手を振っているようであれば手振り徴候）	手根管症候群 →あてはまったら③へ

③疾患を確定させるための最終的な問診・検査

手根管症候群		
Yes（その項目があてはまる、または陽性である）		
Rank1　1つでもあれば確定的な所見		
1	手振り徴候	21
Rank2　1つでもあれば可能性を疑う所見		
1	握り拳徴候	7.3
2	クローズドフィスト徴候	7.3
3	母指球の萎縮	5.4
Rank3　複数あれば候補の1つになる可能性がある所見		
1	正中神経領域の知覚鈍麻	3.4
2	チネル徴候	2.7
No（その項目があてはまらない、または陰性である）		
Rank1　1つでもあれば除外確定的な所見		
1	手振り徴候	0.1
Rank2　1つでもあれば除外の可能性を疑う所見		
	なし	
Rank3　複数存在すれば除外候補の1つになる可能性がある所見		
1	握り拳徴候	0.4
2	クローズドフィスト徴候	0.4
3	年齢が40歳以上	0.5
4	夜間の感覚異常	0.5
5	チネル徴候	0.5
6	母指外転筋力の低下	0.5
7	母指球の萎縮	0.5

関節リウマチ	
Yes（その項目があてはまる、または陽性である）	
Rank1 1つでもあれば確定的な所見	
最近関節の手術を受けた既往歴	15.0
Rank2 1つでもあれば可能性を疑う所見	
なし	
Rank3 複数あれば候補の1つになる可能性がある所見	
なし	
No（その項目があてはまらない、または陰性である）	
Rank1 1つでもあれば除外確定的な所見	
なし	
Rank2 1つでもあれば除外の可能性を疑う所見	
なし	
Rank3 複数存在すれば除外候補の1つになる可能性がある所見	
1　手の関節（手関節、MC、PIP）の罹患	0.4
2　近位指節関節（PIP）、中手指節関節（MCP）、手関節、肘、膝、足関節、中足趾節関節のうち3ヵ所以上の関節腫脹	0.5
3　朝のこわばりが1時間以上続く	0.5

化膿性関節炎	
Yes（その項目があてはまる、または陽性である）	
Rank1 1つでもあれば確定的な所見	
なし	
Rank2 1つでもあれば可能性を疑う所見	
なし	
Rank3 複数あれば候補の1つになる可能性がある所見	
1　年齢が80歳以上	3.5
2　糖尿病の既往歴	2.7
No（その項目があてはまらない、または陰性である）	
Rank1 1つでもあれば除外確定的な所見	
なし	
Rank2 1つでもあれば除外の可能性を疑う所見	
なし	

Rank3	複数存在すれば除外候補の1つになる可能性がある所見
	なし

※上記に疾患がない場合はp.46参考「痛みの原因組織に関する鑑別」を参照してください。

8 胸が痛い

・**基本情報**

胸痛は緊急外来でよく見られる症状の1つで、心臓性とそれ以外に分けられます。

心臓性の胸痛は、さらに虚血性と非虚血性に分けられます。虚血性とは心筋の酸素需要が供給を上回る需給のアンバランスによって起こる疾患であり、**狭心症**や**心筋梗塞**、アテローム硬化の伴う**冠状動脈疾患**（冠状動脈硬化・冠状動脈れん縮・大動脈狭窄・肥大型もしくは拡張型心筋症）などがあります。ただし、狭心症には**肺高血圧**や**甲状腺機能亢進**、**低酸素症**、**重度の貧血**、**高体温**などの結果として生じることもあるため、基礎疾患に対する知識も必要です。また、非虚血性としては、**大動脈解離、心膜炎、僧帽弁逸脱症**など、生

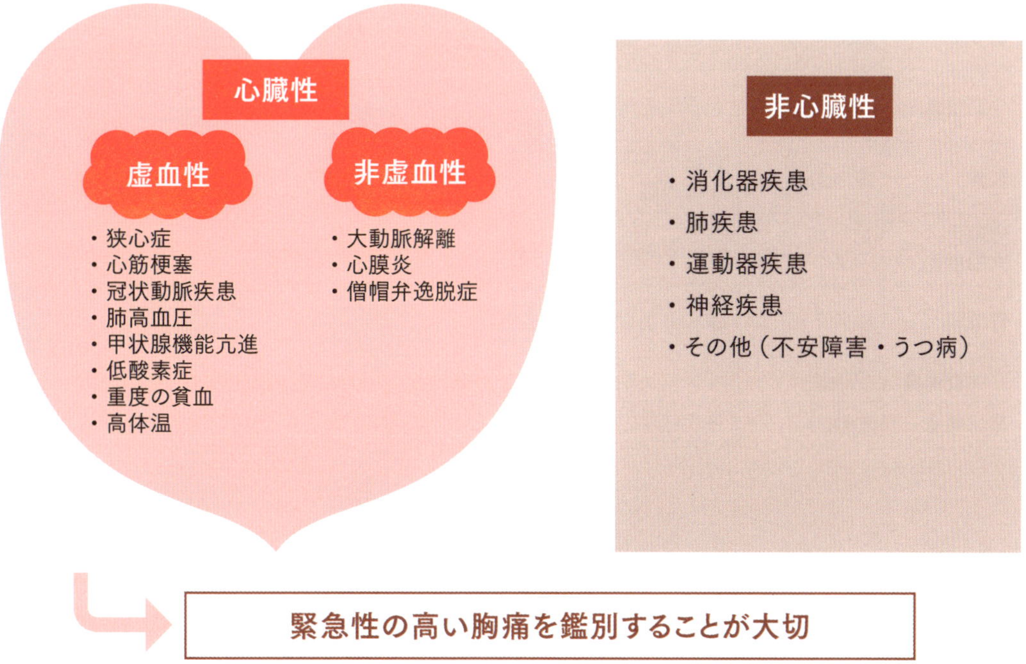

心臓性

虚血性
・狭心症
・心筋梗塞
・冠状動脈疾患
・肺高血圧
・甲状腺機能亢進
・低酸素症
・重度の貧血
・高体温

非虚血性
・大動脈解離
・心膜炎
・僧帽弁逸脱症

非心臓性
・消化器疾患
・肺疾患
・運動器疾患
・神経疾患
・その他（不安障害・うつ病）

→ 緊急性の高い胸痛を鑑別することが大切

図3-15：胸痛の分類

命の危機とも関係する疾患も多く含まれます。より慎重な鑑別が必要となります。
　一方、非心臓性としては、消化器疾患（食道疾患・胆道疾患・消化性潰瘍・膵炎）、肺疾患（肺塞栓・気胸・肺炎・胸膜炎）、運動器疾患（胸鎖関節炎・肋軟骨炎・頚椎障害）、神経疾患（帯状疱疹・肋間神経痛）、その他（不安神経症・うつ病）などが考えられます。
　胸痛では緊急性の高い胸痛を鑑別することが大切です。①持続性または安静時に起こる、②大量の発汗を伴う、③悪心嘔吐を伴う、④灼熱痛を伴う、⑤左または右、さらには両腕や肩に放散痛を伴う、⑥呼吸困難と共に急性発症、⑦激烈で引き裂かれるような痛み、⑧心筋梗塞の既往歴がある、⑨マルファン症候群の既往歴があるなどが確認される場合は、医師へ速やかに紹介すべきです。

【 情報のまとめ1 胸痛の分類とその特徴 】

分類	部位	病状	持続時間	誘因・原因
狭心症	胸骨背部	絞扼感 圧迫感	数分〜数十分	労作 ストレスなど
心筋梗塞	胸骨背部	狭心症より激烈	30分以上	労作 ストレスなど
気胸	側背部	刺痛 呼吸困難	30分以上	肺がん・肺気腫
解離性 大動脈瘤	前胸部 背部	引き裂かれるような痛み	数時間	高血圧など
胃潰瘍	肋骨下部	刺すような痛み	数時間	空腹時 胸焼け
肋間神経痛	側胸部	ピリピリした痛み	長時間	-
帯状疱疹	側胸部	ピリピリした痛み	長時間	皮疹

STEP 3 ●「胸が痛い」という患者が来院した場合にStep3で行うこと●
①痛みの原因組織から疾患をイメージする

【全体としてイメージできる疾患】

「胸が痛い」と聞いて、すぐにイメージすべき疾患名を領域ごとに列挙します。

> 整形外科領域：筋筋膜疼痛症候群、胸鎖関節炎、肋軟骨炎、頚椎障害 など
> 内科領域　　：狭心症、心筋梗塞、大動脈解離、肺塞栓、気胸、肺炎、食道
> 　　　　　　　疾患、胆道疾患、膵炎、消化性潰瘍 など
> 脳外科領域　：なし
> 感覚器領域　：なし
> その他　　　：不安神経症、うつ病、肋間神経痛、胸膜炎、帯状疱疹 など

【 原因組織からイメージできる疾患 】

	代表的な疾患
①皮膚	帯状疱疹
②神経	肋間神経痛
③筋肉	筋筋膜疼痛症候群
④椎間板・靭帯	なし
⑤関節	胸鎖関節炎・頚椎障害
⑥内臓（感覚器含む）	狭心症、心筋梗塞、大動脈解離、肺塞栓、気胸、肺炎、食道疾患、胆道疾患、膵炎、消化性潰瘍
⑦骨	肋軟骨炎
⑧精神	不安神経症、うつ病
その他	胸膜炎、冠状動脈疾患、解離性動脈瘤

STEP 3 ●「胸が痛い」という患者が来院した場合にStep3で行うこと●
②エビデンスに基づいて鑑別する

①胸痛患者への問診・所見

	問診・検査項目	陽性尤度	考えられる疾患
1	皮疹または皮疹の既往歴	-	帯状疱疹
2	締め付けられるような痛み、肩痛	-	狭心症・心筋梗塞 →あてはまったら③へ
3	持続性または安静時に起こる	1.8-5.8	狭心症・心筋梗塞 →あてはまったら③へ
4	大量の発汗	2.0-2.9	心筋梗塞、大動脈解離、肺塞栓 →あてはまったら③へ
5	灼熱痛	2.3	狭心症・心筋梗塞 →あてはまったら③へ
6	息苦しさ、刺すような痛み	-	肺疾患
7	胸やけ、空腹時痛	-	消化器系疾患
8	引き裂かれるような痛み	10.8	解離性動脈瘤 →あてはまったら③へ
9	ピリピリした痛み	-	肋間神経痛

②胸痛患者への検査

	検査名	方法	考えられる疾患
1	肺の聴診	肺の呼吸音を聞く	肺疾患 →あてはまったら5.肩へ
2	心電図	ST 波の上昇	心筋梗塞 →あてはまったら③へ
3	ABI（ankle-brachial index）	足首関節と上肢の血圧の比が 0.9 以下	狭心症 →あてはまったら③へ

③疾患を確定させるための最終的な問診・検査

狭心症	
Yes（その項目があてはまる、または陽性である）	
Rank1　1つでもあれば確定的な所見	
なし	
Rank2　1つでもあれば可能性を疑う所見	
なし	
Rank3　複数あれば候補の1つになる可能性がある所見	
1　ABI0.9以下	4.1
2　胸痛の持続時間が5分未満	2.4
No（その項目があてはまらない、または陰性である）	
Rank1　1つでもあれば除外確定的な所見	
なし	
Rank2　1つでもあれば除外の可能性を疑う所見	
なし	
Rank3　複数存在すれば除外候補の1つになる可能性がある所見	
1　胸痛の持続時間が5分未満	0.2

冠状動脈疾患	
Yes（その項目があてはまる、または陽性である）	
Rank1　1つでもあれば確定的な所見	
なし	
Rank2　1つでもあれば可能性を疑う所見	
なし	
Rank3　複数あれば候補の1つになる可能性がある所見	
1　右腕への放散痛	4.7
2　老人環	3.0
3　頸動脈怒張	2.4
4　フランク徴候（耳朶皺襞）	2.3

冠状動脈疾患	
No（その項目があてはまらない、または陰性である）	
Rank1　1つでもあれば除外確定的な所見	
なし	
Rank2　1つでもあれば除外の可能性を疑う所見	
なし	
Rank3　複数存在すれば除外候補の1つになる可能性がある所見	
なし	

心筋梗塞		
Yes（その項目があてはまる、または陽性である）		
Rank1　1つでもあれば確定的な所見		
	なし	
Rank2　1つでもあれば可能性を疑う所見		
1	肩または両腕への放散痛	9.7
2	右手への放散痛	7.3
Rank3　複数あれば候補の1つになる可能性がある所見		
1	嘔吐	3.5
2	左手への放散痛	2.2
No（その項目があてはまらない、または陰性である）		
Rank1　1つでもあれば除外確定的な所見		
	なし	
Rank2　1つでもあれば除外の可能性を疑う所見		
	なし	
Rank3　複数存在すれば除外候補の1つになる可能性がある所見		
	なし	

大動脈解離		
Yes（その項目があてはまる、または陽性である）		
Rank1　1つでもあれば確定的な所見		
1	裂けるような痛み	10.8
Rank2　1つでもあれば可能性を疑う所見		
1	移動痛	7.6
Rank3　複数あれば候補の1つになる可能性がある所見		
1	背部痛	2.0
No（その項目があてはまらない、または陰性である）		
Rank1　1つでもあれば除外確定的な所見		
	なし	
Rank2　1つでもあれば除外の可能性を疑う所見		
	なし	
Rank3　複数存在すれば除外候補の1つになる可能性がある所見		
1	裂けるような痛み	0.4

※上記に疾患がない場合はp.46「痛みの原因組織に関する鑑別」を参照してください。

9 お腹が痛い

・基礎情報

　腹痛は日常の臨床でよく遭遇する症状ですが、初期の段階では原因は明確ではないことが多いようです。そのため、腹痛の診察に関しては、重篤疾患を含めて慎重に診察する必要があります。

　急性腹痛（7日以内） を訴える原因は、**腹膜炎（虫垂炎・胆囊炎）** または **臓器穿孔（虫垂・胃または十二指腸の潰瘍・憩室）・腸閉塞** の2つです。ただし、具体的に多い疾患は、原因不明の **非特異的な腹痛（40％）**、**急性虫垂炎（5〜20％）**、**急性胆囊炎（9％）**、**小腸閉塞（4％）**、**尿管結石（4％）** の順番で多いといわれています。しかしながら、上記以外にも **大動脈瘤、**

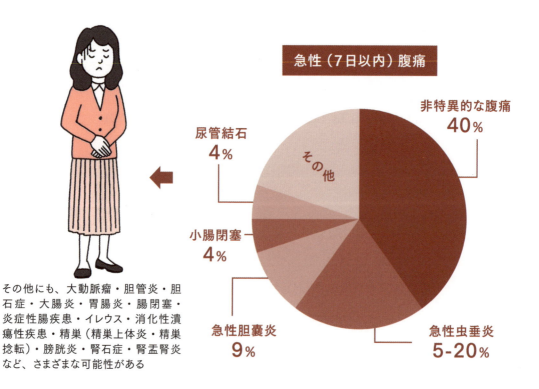

その他にも、大動脈瘤・胆管炎・胆石症・大腸炎・胃腸炎・腸閉塞・炎症性腸疾患・イレウス・消化性潰瘍性疾患・精巣（精巣上体炎・精巣捻転）・膀胱炎・腎石症・腎盂腎炎など、さまざまな可能性がある

図3-16：腹痛の疾患の割合

胆管炎、胆石症、大腸炎、胃腸炎、腸閉塞、炎症性腸疾患、イレウス、消化性潰瘍性疾患、精巣（精巣上体炎・精巣捻転）、膀胱炎、腎石症、腎盂腎炎など、さまざまなものが挙げられています。

　虫垂炎、胆嚢炎などの腹膜炎を検出する方法としては、**腹部の筋硬直が陽性であれば腹膜炎**だと考えられ、腹壁圧痛テストが陰性であれば腹膜炎は否定できます。また、高齢者に限れば、咳試験が陽性であれば腹膜炎だと考えられ、陰性であれば腹膜炎は否定できます。一方、右下腹部の腹痛の圧痛に加えて**マックバーニー点の圧痛が陽性であれば虫垂炎を疑い**、**右下腹部の圧痛がなければ虫垂炎は除外**できます。また、右上腹部の圧痛に加えて、**マーフィー徴候が陽性であれば胆嚢炎**、さらに**急性腹痛に加えて視覚的蠕動、腹部の膨張、蠕動音の亢進、異常な蠕動音があれば腸管閉塞**を疑います。

　慢性的な腹痛の場合は内臓疾患以外にも**筋肉からの関連痛**などさまざまなものがあり、判断が難しいようです。基本的には反跳痛がある、筋性防御がないなどの腹壁圧痛テストが陽性であれば、内臓痛の可能性を疑う必要がありますが、反跳痛や圧痛がなければ内臓痛は基本的に否定することができます。また、closed eyes signと呼ばれるテストで、腹診時に目を閉じていれば非特異性や心因性の腹痛が考えられます。さらに、腹筋を緊張させ、腹部の圧痛を調べるカーネットテストという検査があり、圧痛が認められる（陽性）場合は、**腹壁症状**や**心因性**と考えることができます。

　一方、便の状態も重要であることがあり、便が黒色であれば上部消化管の出血（消化性潰瘍、胃・食道静脈瘤・胃炎など）が、鮮血であれば下部消化管の出血（潰瘍性大腸炎、痔核、大腸がんなど）が考えられます。

【 情報のまとめ1　内臓疾患と病気の関係 】

臓器	関連疾患
食道・胃・十二指腸	逆流性食道炎、胃潰瘍など
肝・胆・膵臓	肝炎、肝硬変、胆嚢炎、胆石、膵炎など
尿路	尿路結石、尿路感染など
腸	虫垂炎、腸閉塞（イレウス）、便秘など
婦人科系	子宮内膜症、更年期障害など

【 情報のまとめ2　内臓疾患と圧痛点の関係 】

	名称	部位	疾患名
脊椎側点	ボアス点	第10、12胸椎の左方約3cm	胃潰瘍・胆石
	ボアス胆嚢点	第9、10胸椎の右側	胆道疾患
	Ewald 点	第11〜12胸椎の右側	十二指腸潰瘍
	早川肩甲点	肩甲骨烏口突起から肩甲棘中央の下部辺まで	胆道疾患
	上部松永点	右肩甲線上の第9〜11肋間	胆道疾患
	下部松永点	第5腰椎の両側	胆道疾患
	Liebmann 点	第7頸椎の右側	胆道疾患
	Mackenzie 点	第8〜10胸椎の棘状突起上	胆道・膵疾患
	小野寺膵点	第12胸椎、第1、2腰椎の側方2〜3mm	膵疾患
肋骨・弓点	Desjardins 点	右腋窩と臍を結ぶ線上で臍より5〜6cm点	膵疾患
	Head 点	右第9肋軟骨付着部と臍を結ぶ線と右副胸骨線との交点	胆道・膵疾患
	Mauban-小野寺点	右第12肋骨骨端部	胆道疾患
	Mayo-Robson 点	臍の右上方	胆道・膵疾患
	小野寺肋間点	肋弓の上外方、第6〜8肋間	胆道疾患
	小野寺胆嚢点	右乳腺と肋弓との交点	胆道疾患
	Puglisi-Allegra 点	左右副胸骨線と肋弓との交点	胃潰瘍
	沢田G点	右第7肋間で右乳腺より外方へ2〜3cm	胆道疾患
	Solar 点	心窩部中央	胆道・膵・虫垂炎
殿部	小野寺殿部点	前腸骨棘と後腸骨棘との中間で腸骨稜より約3cm下方	消化性潰瘍
腹部	マックバーニー点	右上前腸骨棘と臍を結ぶ線の中央	虫垂炎
	キュンメル点	臍の左下1〜2cmの点	虫垂炎
	ランツ点	左右上前腸骨棘を結ぶ線の右外側1/3と中1/3の境界線	虫垂炎

STEP 3 ●「お腹が痛い」という患者が来院した場合にStep3で行うこと●
① 痛みの原因組織から疾患をイメージする

【全体としてイメージできる疾患】

「お腹が痛い」と聞いて、すぐにイメージすべき疾患名を領域ごとに列挙します。

> 整形外科領域：筋筋膜疼痛症候群など
> 内科領域　　：急性虫垂炎、急性胆嚢炎、小腸閉塞、尿管結石、大動脈瘤、
> 　　　　　　　胆管炎、胆石症、大腸炎、胃腸炎、腸閉塞、炎症性腸疾患、
> 　　　　　　　イレウス、消化性潰瘍性疾患、精巣（精巣上体炎・精巣捻転）、
> 　　　　　　　膀胱炎、腎石症、腎盂腎炎、消化性潰瘍など
> 脳外科領域　：なし
> 感覚器領域　：なし
> その他　　　：うつ病・心因性、肋間神経痛、帯状疱疹など

【原因組織からイメージできる疾患】

原因組織	代表的な疾患
①皮膚	帯状疱疹
②神経	肋間神経痛
③筋肉	筋筋膜疼痛症候群
④椎間板・靭帯	なし
⑤関節	なし
⑥内臓（感覚器含む）	急性虫垂炎、急性胆嚢炎、小腸閉塞、尿管結石、大動脈瘤、胆管炎、胆石症、大腸炎、逆流性食道炎、胃腸炎、腸閉塞、炎症性腸疾患、イレウス、消化性潰瘍性疾患、精巣（精巣上体炎・精巣捻転）、膀胱炎、腎石症、腎盂腎炎、肝炎、肝硬変、尿路感染、子宮内膜症、更年期障害
⑦骨	なし
⑧精神	うつ病・心因性
その他	なし

●「お腹が痛い」という患者が来院した場合にStep3で行うこと●
②エビデンスに基づいて鑑別する

①腹痛患者への問診・所見

心窩部の痛み		
1	食道・胃・十二指腸	3.3
2	肝・胆道・膵系	0.84
右季肋部の痛み		
1	肝・胆道・膵系	26
2	食道・胃・十二指腸	0.16
右下腹部の痛み		
1	虫垂炎	6.0
左（左右）下腹部の痛み		
1	尿路疾患	4.2
2	小腸	3.1
下腹部中央の痛み		
1	婦人科疾患	8.9
2	尿路疾患	2.1
3	小腸	1.4
臍周囲の痛み		
1	小腸	19
腹部全体の痛み		
1	食道・胃・十二指腸	0.76

②腹痛患者への検査

	検査名	方法	考えられる疾患
1	腹部の痛み	腹痛の部位から疾患を予想	p.106 参照
2	腹部圧痛	病気に関連した特徴的な部位に圧痛	p.104 参照
3	Psoas 徴候	抵抗にあらがって股関節屈曲位にて疼痛を誘発する	虫垂炎 →あてはまったら③へ
4	ロブシング徴候	下行結腸のガスを押しやると右下腹部痛が誘発する	虫垂炎 →あてはまったら③へ
5	カーネットテスト	頚部を前屈にして腹壁を緊張させても腹部圧痛が改善しない場合は陽性	心因性腹痛 筋痛 →あてはまったら③へ
6	Closed eye sign	腹部診察時に目を閉じているものを陽性	非器質的な腹痛 →あてはまったら③へ
7	マーフィー徴候	右季肋下部を圧迫することで深吸気時に痛みのために呼吸が止まる徴候	胆嚢炎 →あてはまったら③へ
8	腹壁圧痛テスト	強い圧をかけた際に、半座位のような姿勢を取らせると痛みが増強	腹膜炎 →あてはまったら③へ
9	腹部膨脹	お腹が膨張し、蠕動運動が亢進している。また、叩くと太鼓のような音がする	腸閉塞 →あてはまったら③へ
10	血便	便に鮮血が混じっている	炎症性腸疾患 消化管の出血 消化器系のがん →あてはまったら③へ
11	タール様便	便の中にタールのような血液の塊がある	消化管の出血 消化器系のがん →あてはまったら③へ

③疾患を確定させるための最終的な問診・検査

腹膜炎
Yes（その項目があてはまる、または陽性である）
Rank1　1つでもあれば確定的な所見
なし

Rank2	1つでもあれば可能性を疑う所見	
	なし	
Rank3	複数あれば候補の1つになる可能性がある所見	
1	筋硬直	3.9
2	筋性防御	2.6
3	打診による圧痛	2.4
4	反跳性圧痛	2.1

No（その項目があてはまらない、または陰性である）

Rank1	1つでもあれば除外確定的な所見	
	なし	
Rank2	1つでもあれば除外の可能性を疑う所見	
	なし	
Rank3	複数存在すれば除外候補の1つになる可能性がある所見	
1	咳嗽テスト陽性	0.4
2	反跳性圧痛	0.5
3	打診による圧痛	0.5

虫垂炎

Yes（その項目があてはまる、または陽性である）

Rank1	1つでもあれば確定的な所見	
	なし	
Rank2	1つでもあれば可能性を疑う所見	
1	1分間触診試験	8.7
2	右下腹部痛	8.5
3	反跳痛	6.3
Rank3	複数あれば候補の1つになる可能性がある所見	
1	筋硬直	3.8
2	マックバーニー点の圧痛	3.4
3	移動痛	3.2

4	嘔吐に先行する痛み	2.8
5	ロブシング徴候	2.5
6	Psoas 徴候	2.4
No（その項目があてはまらない、または陰性である）		
Rank1 1つでもあれば除外確定的な所見		
1	嘔吐に先行する痛み	0
2	反跳痛	0
3	筋性防御	0
4	右下腹部痛	0
5	1分間の右下腹部触診試験	0.1
Rank2 1つでもあれば除外の可能性を疑う所見		
1	右下腹部の強い圧痛	0.2
Rank3 複数存在すれば除外候補の1つになる可能性がある所見		
1	マックバーニー点の圧痛	0.4
2	移動痛	0.5

胆嚢炎		
Yes（その項目があてはまる、または陽性である）		
Rank1 1つでもあれば確定的な所見		
	なし	
Rank2 1つでもあれば可能性を疑う所見		
	なし	
Rank3 複数あれば候補の1つになる可能性がある所見		
1	筋硬直	2.8
2	マーフィー徴候	2.8
No（その項目があてはまらない、または陰性である）		
Rank1 1つでもあれば除外確定的な所見		
	なし	

Rank2	1つでもあれば除外の可能性を疑う所見	
	なし	
Rank3	複数存在すれば除外候補の1つになる可能性がある所見	
1	右上腹部の圧痛	0.4
2	食欲不振	0.5
3	マーフィー徴候	0.5
4	筋性防御	0.5

腸管閉塞

Yes（その項目があてはまる、または陽性である）

Rank1	1つでもあれば確定的な所見	
1	視覚的蠕動	18.8
Rank2	1つでもあれば可能性を疑う所見	
1	腹部の膨張	9.6
2	蠕動音の亢進	5.0
Rank3	複数あれば候補の1つになる可能性がある所見	
1	異常な蠕動音	3.2

No（その項目があてはまらない、または陰性である）

Rank1	1つでもあれば除外確定的な所見	
	なし	
Rank2	1つでもあれば除外の可能性を疑う所見	
	なし	
Rank3	複数存在すれば除外候補の1つになる可能性がある所見	
1	腹部の膨張	0.4
2	異常な蠕動音	0.4

炎症性腸疾患

Yes（その項目があてはまる、または陽性である）

Rank1	1つでもあれば確定的な所見	

1	潜行発症	18
2	発症時排便が4回/日以下	15
Rank2	1つでもあれば可能性を疑う所見	
1	急性増悪	5.5
Rank3	複数あれば候補の1つになる可能性がある所見	
1	発熱なし	4.2
2	発症時排便4〜6回/日	3.9
3	発症1週間してからの発熱	3.3
No（その項目があてはまらない、または陰性である）		
Rank1	1つでもあれば除外確定的な所見	
	なし	
Rank2	1つでもあれば除外の可能性を疑う所見	
1	肉眼的血便	0.23
Rank3	複数存在すれば除外候補の1つになる可能性がある所見	
1	潜行発症	0.46

非特異的腰痛

Yes（その項目があてはまる、または陽性である）		
Rank1	1つでもあれば確定的な所見	
	なし	
Rank2	1つでもあれば可能性を疑う所見	
	なし	
Rank3	複数あれば候補の1つになる可能性がある所見	
1	筋性防御なし	2.3
2	反跳痛なし	2.1
No（その項目があてはまらない、または陰性である）		
Rank1	1つでもあれば除外確定的な所見	
1	筋硬直なし	0.05
2	腫瘤触知なし	0.07

Rank2	1つでもあれば除外の可能性を疑う所見	
1	マーフィー徴候	0.13
Rank3	**複数存在すれば除外候補の1つになる可能性がある所見**	
1	腹部膨満なし	0.28
2	反跳痛なし	0.34
3	腸管蠕動正常	0.35
4	筋性防御なし	0.47

心因性腰痛

Yes（その項目があてはまる、または陽性である）

Rank1	1つでもあれば確定的な所見	
	なし	
Rank2	**1つでもあれば可能性を疑う所見**	
1	カーネットテスト陽性	6.6
2	Closed eye sign	5.9
Rank3	**複数あれば候補の1つになる可能性がある所見**	
	なし	

No（その項目があてはまらない、または陰性である）

Rank1	1つでもあれば除外確定的な所見	
	なし	
Rank2	**1つでもあれば除外の可能性を疑う所見**	
1	カーネットテスト陽性	0.17
Rank3	**複数存在すれば除外候補の1つになる可能性がある所見**	
	なし	

上部消化管出血

Yes（その項目があてはまる、または陽性である）

Rank1	1つでもあれば確定的な所見	

1	黒色便	25
Rank2	1つでもあれば可能性を疑う所見	
1	上部消化管出血の既往歴	6.2
Rank3	複数あれば候補の1つになる可能性がある所見	
1	50歳未満	3.5
2	肝硬変	3.1
3	ワーファリンの服用	2.3
4	心窩部痛	2.3
5	鉄剤の服用	2.2
No（その項目があてはまらない、または陰性である）		
Rank1	1つでもあれば除外確定的な所見	
	なし	
Rank2	1つでもあれば除外の可能性を疑う所見	
	なし	
Rank3	複数存在すれば除外候補の1つになる可能性がある所見	
	なし	

胃がん		
Yes（その項目があてはまる、または陽性である）		
Rank1	1つでもあれば確定的な所見	
	なし	
Rank2	1つでもあれば可能性を疑う所見	
	なし	
Rank3	複数あれば候補の1つになる可能性がある所見	
1	嚥下障害	3.8
2	消化管出血・貧血・嘔気・嘔吐のいずれか複数	3.6
3	体重減少	3.3

胃がん		
No（その項目があてはまらない、または陰性である）		
Rank1 1つでもあれば除外確定的な所見		
	なし	
Rank2 1つでもあれば除外の可能性を疑う所見		
	なし	
Rank3 複数存在すれば除外候補の1つになる可能性がある所見		
1	消化管出血・貧血、嘔気・嘔吐のいずれか複数	0.3

大腸がん		
Yes（その項目があてはまる、または陽性である）		
Rank1 1つでもあれば確定的な所見		
1	腹痛	44.6
Rank2 1つでもあれば可能性を疑う所見		
1	下血	10
2	体重減少	5.1
Rank3 複数あれば候補の1つになる可能性がある所見		
1	下痢	3.9
2	血糖値が180mg/dl以上	3.2
3	出血＋軟便・頻便	3.2
4	出血＋肛門周囲症状なし	2.9
5	便通変化	2.4
6	濃赤便	2.1
No（その項目があてはまらない、または陰性である）		
Rank1 1つでもあれば除外確定的な所見		
1	出血＋便通変化	0
Rank2 1つでもあれば除外の可能性を疑う所見		
1	軟便・頻便	0.13

Rank3	複数存在すれば除外候補の1つになる可能性がある所見	
1	出血＋肛門周囲症状なし	0.47

大腸炎

Yes（その項目があてはまる、または陽性である）

Rank1	1つでもあれば確定的な所見	
	なし	

Rank2	1つでもあれば可能性を疑う所見	
	なし	

Rank3	複数あれば候補の1つになる可能性がある所見	
1	出血＋肛門周囲症状なし	4.6
2	出血＋軟便・頻便	2.4

No（その項目があてはまらない、または陰性である）

Rank1	1つでもあれば除外確定的な所見	
1	出血＋肛門周囲症状なし	0

Rank2	1つでもあれば除外の可能性を疑う所見	
	なし	

Rank3	複数存在すれば除外候補の1つになる可能性がある所見	
1	出血＋軟便・頻便	0.47
2	出血＋便通変化	0.3

※上記に疾患がない場合はp.46「痛みの原因組織に関する鑑別」を参照してください。

10　腰が痛い

・基本情報

　腰痛は男女とも国民の愁訴の上位を占める症状で、その生涯経験率は70％、複数回起こす人は25～40％といわれています。一般的に、腰痛の多くは4～8週間以内に治る急性痛であり、一部の患者は慢性化します。また、慢性痛患者の50％は何らかの症状を腰に抱えているにも関わらず、その70％は原因不明の非特異的腰痛とされています。一般的な腰痛でも75～80％は非特異的腰痛といわれており、はっきりした原因は存在していないことが多いようです。

　原因が明確な特異的腰痛では骨の異常がもたらす腰痛が多く、その代表が**変形性腰椎症**です。その他、**すべり症**、**圧迫骨折**、**脊椎骨折**なども存在します。また、神経が圧迫や狭

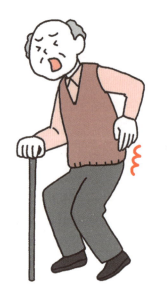

腰痛にまつわる数字

- 国民の腰痛生涯経験率は70％
- 複数回起こすものは25～40％
- 腰痛の多くは4～8週間以内に治る急性痛
  （一部の患者は慢性化に至る）
- 慢性痛患者の50％は何らかの症状を腰に抱えている
  （その70％は原因不明の非特異的腰痛）
- 一般的な腰痛のなかでも、75～80％は非特異的腰痛

図3-17：腰痛にまつわる数字

窄を受けることで痛みを生じることも多く、**椎間板ヘルニア**や**脊柱管狭窄症**などがその代表です。さらに、椎間板や椎間関節に伴う痛み、靱帯や筋肉に伴う痛みもかなりの確率で存在しています。また、腰部は内臓からの関連痛も多く、**腎盂腎炎**、**腎結石症**などの腎臓系、**膵炎**、**胆嚢炎**、**胆石**などの消化器系、**前立腺炎**、**尿路結石**などの泌尿器科系、**子宮内膜症**、**月経前症候群**、子宮や卵巣の腫瘍などの婦人科系、さらには**骨盤内炎症**や**腹部大動脈瘤**などさまざまな疾患が関与しています。そのため、主には骨や神経、筋肉などの運動器疾患を疑うべきですが、それらに当てはまらない場合は、内臓疾患を疑うべきでしょう。

主要な疾患の確認項目としては、**椎間板ヘルニア**（35～50歳）では、坐骨神経症状の典型症状、安静によって軽減しないなどがあります。**腰部脊柱管狭窄症**（55歳以上）では間欠性跛行と坐骨神経痛の典型症状などがあります。がんでは、がんの既往歴、説明のできない体重減少、1ヵ月で改善しない腰痛、圧迫骨折は70歳以上、著しい外傷、ステロイド薬の使用がみられ、強直性脊椎炎では、背臥位で改善されない痛み、朝の背部のこわばり、3ヵ月以上の疼痛の継続などが参考になります。

【 情報のまとめ1　腰痛の分類とその特徴 】

分類	特徴
変形性腰椎症	動作開始時痛、腰椎の変化、腰部に限定した痛み、動くと痛みが楽になる
椎間板ヘルニア	障害高位に関連した領域の痛みやしびれ、反射や筋力異常などの神経徴候、SLR、FNSの陽性所見
腰部脊柱管狭窄症	間欠性跛行、姿勢変化によるしびれの改善、足背動脈などの触知可能（ASOなどとの鑑別）
すべり症	腰椎の階段状変形、腰の不安定性
椎間関節性腰痛	胸腰椎後側屈時の痛み、障害高位夾脊穴の圧痛、膝を越えない範囲の関連痛
腰椎椎間板症	同一姿勢が困難、前屈動作で痛みが増強
圧迫骨折	重だるい痛み、ステロイドの服用、外傷の有無、叩打痛
馬尾症候群	馬尾神経エリア（両側の下肢痛、肛門トーヌス低下）の症状

STEP 3 ●「腰が痛い」という患者が来院した場合にStep3で行うこと●
①痛みの原因組織から疾患をイメージする

【全体としてイメージできる疾患】

「腰が痛い」と聞いて、すぐにイメージすべき疾患名を領域ごとに列挙します。

> 整形外科領域：筋筋膜疼痛症候群、変形腰痛症、腰部脊柱管狭窄症、すべり症、椎間関節性腰痛、圧迫骨折など
> 内科領域　　：腎盂腎炎、腎結石症、膵炎、胆嚢炎、胆石、前立腺炎、尿路結石、子宮内膜症、月経前症候群、骨盤内炎症、腹部大動脈瘤
> 脳外科領域　：なし
> 外科領域　　：なし
> 感覚器領域　：なし
> その他　　　：うつ病、心因性、肋間神経痛など

【原因組織からイメージできる疾患】

原因組織	代表的な疾患
①皮膚	潰瘍（褥瘡）、帯状疱疹
②神経	椎間板ヘルニア、腰部脊柱管狭窄症、馬尾症候群、坐骨神経痛
③筋肉	筋筋膜性腰痛、筋筋膜疼痛症候群
④椎間板・靱帯	椎間関節症、椎間板症、椎間関節性腰痛
⑤関節	変形性腰椎症、強直性脊椎炎、関節リウマチ
⑥内臓（感覚器含む）	腎盂腎炎、腎結石症、膵炎、胆嚢炎、胆石、消化性潰瘍疾患、前立腺炎、尿路結石、子宮内膜症、月経前症候群、各臓器のがん
⑦骨	すべり症、変形性腰椎症、圧迫骨折、脊椎骨折
⑧精神	うつ病、心因性
その他	骨盤内炎症、腹部大動脈瘤

STEP 3 ●「腰が痛い」という患者が来院した場合にStep3で行うこと●
②エビデンスに基づいて鑑別する

①腰痛患者への問診・所見

	問診・検査項	陽性尤度	考えられる疾患
1	説明のつかない体重減少、悪性腫瘍の病歴、1ヵ月しても改善しない腰痛	2.5-15.5	悪性腫瘍
2	外傷歴やステロイドの使用歴	2.0-12.0	圧迫骨折
3	注射薬物の使用、尿路感染、皮膚感染症のいずれかがある	-	脊椎髄膜炎
4	坐骨神経痛、足関節底屈筋・大腿四頭筋の筋力低下	1.0-7.0	椎間板ヘルニア
5	神経性の間欠跛行	3.7	腰部脊柱管狭窄症
6	臥位で疼痛が改善しない、朝の背部のこわばり	1.6	強直性脊椎炎

②腰痛患者への検査

	検査名	方法	考えられる疾患
1	腹部の痛み	腹痛の部位から疾患を予想	p.106 参照
2	腹部圧痛	病気に関連した特徴的な部位に圧痛	p.104 参照
3	Psoas 徴候	抵抗にあらがって股関節屈曲位にて疼痛を誘発する	虫垂炎
4	ロブシング徴候	下行結腸のガスを押しやると右下腹部痛が誘発する	虫垂炎
5	カーネットテスト	頚部を前屈にて腹壁を緊張させても腹部圧痛が改善しない場合は陽性	心因性腹痛 筋痛
6	Closed eye sign	腹部診察時に目を閉じている場合は陽性	非器質的な腹痛
7	FNS	腹臥位で膝関節を90°に曲げ、伸展した際に大腿前面に痛みやしびれが再現	大腿神経（L2-4） →あてはまったら③へ
8	SLR	背臥位で下肢を挙上した際に、内側に痛みやしびれが再現	坐骨神経（L5-S1） →あてはまったら③へ
9	対側 SLR	背臥位で下肢を挙上した際に、対側に痛みやしびれが再現	坐骨神経（L5-S1） →あてはまったら③へ
10	腰痛棘突起叩打痛	腰椎の棘突起を叩打した際に、重だるい痛みを感じる	圧迫骨折 →あてはまったら③へ

③疾患を確定させるための最終的な問診・検査

腰仙椎神経根の障害（坐骨神経痛あり）		
Yes（その項目があてはまる、または陽性である）		
Rank1　1つでもあれば確定的な所見		
	なし	
Rank2　1つでもあれば可能性を疑う所見		
1	同側のふくらはぎの痩せ	5.2
Rank3　複数あれば候補の1つになる可能性がある所見		
1	足首の背屈力低下	4.9
2	交差伸展下肢挙上	3.4
3	アキレス腱反射の異常	2.7
No（その項目があてはまらない、または陰性である）		
Rank1　1つでもあれば除外確定的な所見		
	なし	
Rank2　1つでもあれば除外の可能性を疑う所見		
	なし	
Rank3　複数存在すれば除外候補の1つになる可能性がある所見		
1	伸展下肢挙上法	0.3
2	足首の背屈力低下	0.5

障害高位診断（陽性の場合）

L2		
1	大腿前面の感覚障害	13.0
L3		
1	大腿神経伸展テスト	5.7
2	椅子からの片足立ち不能	2.2
L4		
1	対側大腿神経伸展試験	NA(∞)

2	椅子からの片足立ち不能	NA(∞)
3	非対称性の大腿四頭筋反射	8.7
4	膝の伸展力の低下	3.7
5	足関節内側の感覚障害	2.8
L5		
1	小指の感覚障害	41.1
2	股関節外転筋力の低下	11.0
3	L5領域の感覚低下	3.1
4	足首の背屈筋力低下	2.0
S1		
1	S1領域の感覚低下	3.1
2	非対称性のアキレス腱反射	2.9
3	同側ふくらはぎの痩せ	2.4
4	SLR	2.0
5	足首の底屈筋力低下	NS

圧迫骨折（急性）		
Yes（その項目があてはまる、または陽性である）		
Rank1　1つでもあれば確定的な所見		
1	ステロイドの使用	48
2	疼痛で側臥位が不能	12
3	年齢が70歳以上	11
4	外傷の既往	10
Rank2　1つでもあれば可能性を疑う所見		
1	握り拳による強い脊椎叩打痛	8.8
Rank3　複数あれば候補の1つになる可能性がある所見		
	なし	

圧迫骨折（急性）

No（その項目があてはまらない、または陰性である）

Rank1 1つでもあれば除外確定的な所見

1	握り拳による強い脊椎叩打痛	0.1

Rank2 1つでもあれば除外の可能性を疑う所見

1	疼痛で側臥位が不能	0.2

Rank3 複数存在すれば除外候補の1つになる可能性がある所見

1	年齢が50歳以上	0.3
2	年齢が70歳以上	0.5

腰椎椎間板ヘルニア

Yes（その項目があてはまる、または陽性である）

Rank1 1つでもあれば確定的な所見

	なし	

Rank2 1つでもあれば可能性を疑う所見

1	坐骨神経痛	7.9

Rank3 複数あれば候補の1つになる可能性がある所見

1	対側SLR	4.1
2	筋力低下	2.2
3	アキレス腱・膝蓋腱反射の消失	2.1

No（その項目があてはまらない、または陰性である）

Rank1 1つでもあれば除外確定的な所見

1	坐骨神経痛	0.06

Rank2 1つでもあれば除外の可能性を疑う所見

	なし	

Rank3 複数存在すれば除外候補の1つになる可能性がある所見

1	下肢痛より腰痛が強い	0.3
2	デルマトームに沿った痛み	0.3

3	SLR	0.3
脊柱管狭窄症		
Yes（その項目があてはまる、または陽性である）		
Rank1 1つでもあれば確定的な所見		
1	開脚歩行	13
Rank2 1つでもあれば可能性を疑う所見		
1	座位での疼痛消失	7.4
2	殿部の灼熱感や歩行時の勃起	7.2
3	排尿障害	6.7
4	前屈位での症状改善	6.4
5	両側の殿部・大腿部痛	6.3
Rank3 複数あれば候補の1つになる可能性がある所見		
1	ロンベルグ試験（目を閉じると立っていられない）	4.2
2	年齢が50歳以上	3.9
3	会陰部の感覚鈍麻	3.7
4	神経性跛行	3.7
5	座位での症状改善	3.3
6	振動覚の低下	2.8
7	年齢が65歳以上	2.5
8	立位時に増悪	2.3
9	両足足底の感覚鈍麻	2.2
10	アキレス腱反射の消失	2.1
11	筋力低下	2.1
12	痛覚低下	2.1
13	毎年治療を要する症状	2.0
No（その項目があてはまらない、または陰性である）		
Rank1 1つでもあれば除外確定的な所見		
	なし	

Rank2	1つでもあれば除外の可能性を疑う所見	
1	年齢が50歳以上	0.13
Rank3	**複数存在すれば除外候補の1つになる可能性がある所見**	
1	神経性跛行	0.23
2	年齢が65歳以上	0.34
3	立位の間は増悪	0.38
4	立位時に増悪	0.46
5	前屈位にて疼痛なし	0.48
6	夜間排尿のための覚醒	0.5

馬尾症候群

Yes（その項目があてはまる、または陽性である）

Rank1	1つでもあれば確定的な所見	
1	残尿が500ml以上	12
Rank2	**1つでもあれば可能性を疑う所見**	
	なし	
Rank3	**複数あれば候補の1つになる可能性がある所見**	
1	両側下肢痛	4.3
2	肛門トーヌス低下	3.6
3	両側の症状	2.2

No（その項目があてはまらない、または陰性である）

Rank1	1つでもあれば除外確定的な所見	
	なし	
Rank2	**1つでもあれば除外の可能性を疑う所見**	
	なし	
Rank3	**複数存在すれば除外候補の1つになる可能性がある所見**	
1	残尿が500ml以上	0.3
2	尿貯留	0.3

3	両側の症状	0.5

悪性腫瘍に伴う腰痛		
Yes（その項目があてはまる、または陽性である）		
Rank1　1つでもあれば確定的な所見		
1	がんの既往歴	24
Rank2　1つでもあれば可能性を疑う所見		
1	神経徴候	7.5
Rank3　複数あれば候補の1つになる可能性がある所見		
1	1ヵ月の安静で改善しない	3.0
2	説明できない体重減少	3.0
3	1ヵ月以上の持続痛	2.6
4	脊椎圧痛	2.4
5	年齢が50歳以上	2.2
No（その項目があてはまらない、または陰性である）		
Rank1　1つでもあれば除外確定的な所見		
	なし	
Rank2　1つでもあれば除外の可能性を疑う所見		
	なし	
Rank3　複数存在すれば除外候補の1つになる可能性がある所見		
1	ベッド安静で治らない痛み	0.22
2	がんの既往歴	0.25
3	年齢が50歳以上	0.34

腰痛が慢性化する可能性		
Yes（その項目があてはまる、または陽性である）		
`Rank1` 1つでもあれば確定的な所見		
	なし	
`Rank2` 1つでもあれば可能性を疑う所見		
	なし	
`Rank3` 複数あれば候補の1つになる可能性がある所見		
1	恐怖回避思考が強い	2.5
2	精神疾患の合併	2.2
3	障害が強い	2.1
No（その項目があてはまらない、または陰性である）		
`Rank1` 1つでもあれば除外確定的な所見		
	なし	
`Rank2` 1つでもあれば除外の可能性を疑う所見		
	なし	
`Rank3` 複数存在すれば除外候補の1つになる可能性がある所見		
1	疼痛が強い	0.33
2	恐怖回避思向が強い	0.39
3	障害が強い	0.4

※上記に疾患がない場合はp.46「痛みの原因組織に関する鑑別」を参照してください。

11 殿部（股関節）が痛い

・基本情報

　殿部は骨盤と股関節から構成されています。股関節は球関節でソケット状の構造をしていることから、安定性が悪く、筋肉や靱帯がそれを補強する構造をしています。そのため、加齢による筋肉の萎縮や靱帯の脆弱化は、股関節そのものに負担をかけ、痛みを増強させる原因となります。また、殿部痛は、股関節そのものの痛みだけでなく、腰部の疾患や膝、足関節の疾患に関連した障害や痛みが関連することも多いため、殿部の治療を行っても症状が変化しない場合は、腰・膝・足の疾患についても検査してください。さらに問題なのは、殿部の痛みは股関節の機能とも関連が深く、歩行障害などに発展することです。QOLを妨げるため、痛み以上に問題となる場合もあります。

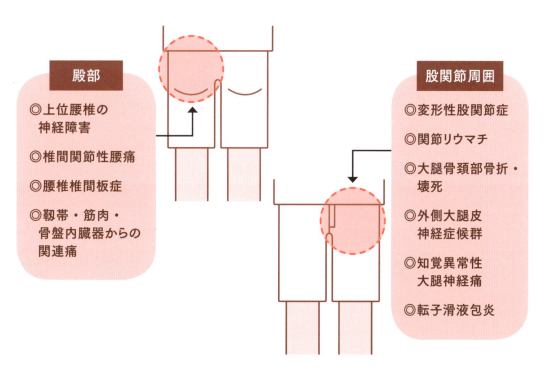

図3-18：殿部痛と股関節痛の分類

殿部や股関節に痛みを訴える疾患としては、**変形性股関節症**や**股関節脱臼**、**関節リウマチ**などの関節の問題、**大腿骨頚部骨折**、**坐骨結節症候群**などの骨の問題、上位腰部の**椎間板ヘルニア**、**梨状筋症候群**、**坐骨神経痛**、**外側大腿皮神経症候群**や**知覚異常性大腿神経痛**などの神経に伴う痛み、**椎間板や椎間関節、靱帯からの関連痛**、**筋肉や内臓からの関連痛**、**転子滑液包炎**や**腸腰筋滑液包炎**、**腸脛靱帯症候群**、さらには**大腿部の深部静脈血栓**、子宮や卵巣などの**骨盤内臓器からの関連痛**など多岐にわたります。

　痛みの部位により分類すると、殿部では**上位腰椎の神経障害、椎間関節性腰痛、椎間板性腰痛、靱帯・筋肉・骨盤内臓器からの関連痛**が、股関節周囲では**変形性股関節症**や**関節リウマチ、大腿骨頚部骨折や壊死などの股関節疾患**、**外側大腿皮神経症候群**や**知覚異常性大腿神経痛**、**転子滑液包炎**などが疑われます。

　見落としがちですが、殿部の痛みの一部に、肛門や直腸に関する痛みである**肛門直腸痛**をまれに訴える場合があります。鑑別のポイントは、排便時に痛みが起こるかどうかです。排便と関連している場合では、限局的で鋭い痛みは肛門裂傷、血栓性外痔核、鈍い直腸痛であれば直腸脱、血栓性内痔核、宿便などが疑われます。また、排便と関連していない場合で、一過性の痛みが持続する場合は直腸神経痛、肛門挙筋症候群、何かのきっかけがある場合は子宮内膜症、尾骨痛、仙骨神経刺激、疼痛が一定していれば肛門直腸がんなどが疑われます。

【 情報のまとめ1　殿部（股関節）痛の分類とその特徴 】

分類	特徴
変形性股関節症	動作開始時痛、股関節部を中心とした痛み、動くと痛みが楽になる
上位腰椎の神経障害	膝蓋腱反射の消失、腸腰筋の筋力低下、FNS 陽性
関節リウマチ	朝のこわばり、スワンネック変形やボタンホール変形といった特徴的な手指の変形
椎間関節性腰痛	胸腰椎後側屈時の痛み、障害高位夾脊穴の圧痛、膝を越えない範囲の関連痛
腰椎椎間板症	胸腰椎後（側）屈時の痛み
大腿骨頚部骨折	叩打痛、歩行困難、ステロイドの服用、外傷の有無
骨盤内臓器の疾患	各臓器に関連した症状、重だるく弁別の悪い痛み

●「殿部（股関節）が痛い」という患者が来院した場合にStep3で行うこと●
①痛みの原因組織から疾患をイメージする

【全体としてイメージできる疾患】

「殿部（股関節）が痛い」と聞いて、すぐにイメージすべき疾患名を領域ごとに列挙します。

> 整形外科領域：上位腰椎の障害、外側大腿皮神経症候群、知覚異常性大腿神経痛、筋筋膜性腰痛、変形性股関節症、関節リウマチ、股関節脱臼、大腿骨頸部骨折、椎間関節症、椎間板症、腸脛靱帯症候群、大転子滑液包炎、腸腰筋滑液包炎 など
> 内科領域　：腎盂腎炎、腎結石症、前立腺炎、尿路結石、子宮内膜症、月経前症候群
> 脳外科領域：なし
> 感覚器領域：なし
> その他　　：うつ病、心因性、深部静脈血栓症、骨盤内炎症 など

⬇

【 原因組織からイメージできる疾患 】

原因組織	代表的な疾患
①皮膚	肛門裂傷、帯状疱疹
②神経	上位腰椎の神経障害（椎間板ヘルニア）、外側大腿皮神経症候群、知覚異常性大腿神経痛、梨状筋症候群、坐骨神経痛、直腸神経痛
③筋肉	筋筋膜性腰痛、筋筋膜疼痛症候群、肛門挙筋症候群
④椎間板・靱帯	椎間関節性腰痛、椎間板症、腸脛靱帯症候群
⑤関節	変形性股関節症、関節リウマチ、股関節脱臼
⑥内臓（感覚器含む）	腎盂腎炎、腎結石症、前立腺炎、尿路結石、子宮内膜症、月経前症候群、直腸脱
⑦骨	大腿骨頸部骨折、坐骨結節症候群、尾骨痛
⑧精神	うつ病、心因性
その他	骨盤内炎症、大転子滑液包炎、腸腰筋滑液包炎、深部静脈血栓症、血栓性内・外痔核

STEP 3 ●「殿部(股関節)が痛い」という患者が来院した場合にStep3で行うこと●
②エビデンスに基づいて鑑別する

①殿部痛(股関節痛)患者への問診・所見

	問診・検査項目	陽性尤度	考えられる疾患
1	動作開始時の痛み、トレンデレンブルグ歩行 パトリックテスト陽性	-	変形性股関節症
2	腰椎の後屈、または後側屈時の痛み	-	椎間関節性腰痛 椎間板性腰痛
3	歩行不能、大転子部の叩打痛	-	大腿頸部骨折
4	大腿部の痛み・しびれ、FNS陽性	-	上位腰椎神経障害
5	生理や排便と関連	-	骨盤内臓器疾患

②殿部痛(股関節痛)患者への検査

	検査名	方法	考えられる疾患
1	パトリックテスト	股関節を外転、外旋させた際に痛み	変形性股関節症
2	トーマステスト	股関節屈曲の痛み、または対側の下肢の挙上	変形性股関節症
3	トレンデレンブルグ徴候	片足立ちをした際に、対側の骨盤が下がる	変形性股関節症 中殿筋の萎縮
4	アリス徴候	背臥位で足首をそろえて膝の高さを測った際に左右がある	変形性股関節症

③疾患を確定させるための最終的な問診・検査
特になし。
※p.46「痛みの原因組織に関する鑑別」を参照してください。

12 大腿が痛い

・**基本情報**

　大腿部の痛みは、大腿部の筋肉や骨などの損傷や炎症による局所的なものと、神経や筋肉、椎間板、靱帯などの関連痛による痛みとに分類することが可能です。

　大腿部に痛みを訴える疾患としては、**腸腰筋・大腿四頭筋・ハムストリングス・内転筋**などの損傷や炎症・断裂などの筋肉の問題、**変形性股関節症**や**変形性膝関節症**、**股関節脱臼**、**関節リウマチ**などの関節の問題、**大腿骨頸部骨折、坐骨結節症候群**などの骨の問題、上位腰部の**椎間板ヘルニア**、**梨状筋症候群**、**坐骨神経痛**、**外側大腿皮神経症候群**や**知覚異常性大腿神経痛**などの神経に伴う痛み、**椎間板や椎間関節、靱帯からの関連痛、筋肉や内膝からの関連痛、転子滑液包炎や腸腰筋滑液包炎、腸脛靱帯症候群**、さらには**大腿部の深部静脈血栓**など、殿部の痛みと類似しています。

　また、痛みの部位により、前面では**外側大腿皮神経症候群**や**知覚異常性大腿神経痛の絞扼性神経障害**、**上位腰椎からの神経症状、大腿四頭筋や内転筋の損傷・断裂**などが、**外側部**は**変形性股関節症**や**関節リウマチ**などの股関節疾患、**転子滑液包炎**、**腸脛靱帯症候群**などが、後面では**椎間関節性腰痛**、**椎間板性腰痛、腰部靱帯からの関連痛、ハムストリングスの損傷・断裂**、**坐骨結節症候群**などが、内側部では**深部血栓症**、**内転筋・腸腰筋の損傷・断裂**、**腸腰筋滑液包炎**などが疑われます。

　なお、高齢者に多い大腿骨頸部骨折の検査としては、恥骨結合の部位に聴診器を当て、左右の膝蓋骨を叩打したときの骨伝導の左右差を比較した際、伝導が落ちているほうに骨折があると判断できます。

【 情報のまとめ1　大腿部痛の分類とその特徴 】

分類	特徴
変形性股関節症 変形性膝関節症	動作開始時痛、動くと痛みが楽になる
上位腰椎の神経障害	膝蓋腱反射の消失、大腿四頭筋の筋力低下、FNS陽性
坐骨神経痛	梨状筋部の圧痛、SLR陽性所見、坐骨神経の走行に沿った痛み
椎間関節性腰痛	胸腰椎の後側屈時の痛み、障害高位夾脊穴の圧痛、膝を越えない範囲の関連痛
転子滑液包炎	熱感、発赤、腫脹、持続的で鋭い痛み
外側大腿皮神経症候群	股関節屈曲時で痛みやしびれ増強、大腿筋膜張筋の緊張・圧痛
深部静脈血栓	浮腫、鋭い動作時痛、静脈瘤の存在

【 情報のまとめ2　椎間板、椎間関節からの関連痛パターン 】

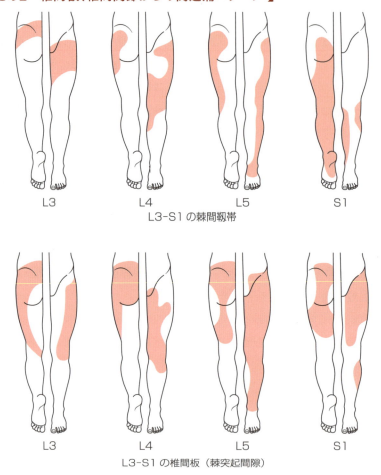

L3　　　L4　　　L5　　　S1

L3-S1の棘間靱帯

L3　　　L4　　　L5　　　S1

L3-S1の椎間板（棘突起間隙）

図3-19：椎間板、椎間関節からの関連痛パターン

STEP 3 ●「大腿が痛い」という患者が来院した場合にStep3で行うこと●
① 痛みの原因組織から疾患をイメージする

【全体としてイメージできる疾患】

「大腿が痛い」と聞いて、すぐにイメージすべき疾患名を領域ごとに列挙します。

> 整形外科領域：上位腰椎の障害、外側大腿皮神経症候群、知覚異常性大腿神経痛、筋筋膜性腰痛、筋筋膜疼痛症候群、変形性股関節症、関節リウマチ、股関節脱臼、大腿骨頸部骨折、椎間関節症、椎間板症、腸脛靱帯症候群、転子滑液包炎、腸腰筋滑液包炎、梨状筋症候群、坐骨神経痛、坐骨結節症候群、膝蓋腱炎 など
> 内科領域　　：なし
> 脳外科領域　：なし
> 感覚器領域　：なし
> その他　　　：うつ病、心因性、深部静脈血栓症、骨盤内炎症 など

【 原因組織からイメージできる疾患 】

	代表的な疾患
①皮膚	帯状疱疹
②神経	上位腰椎の神経障害、外側大腿皮神経症候群、知覚異常性大腿神経痛、梨状筋症候群、坐骨神経痛
③筋肉	筋筋膜性腰痛、筋筋膜疼痛症候群、筋損傷・断裂、膝蓋腱炎
④椎間板・靱帯	椎間関節症、椎間板症、腸脛靱帯症候群、椎間板ヘルニア
⑤関節	変形性股関節症、変形性膝関節症、関節リウマチ、股関節脱臼
⑥内臓（感覚器含む）	なし
⑦骨	大腿骨頸部骨折、坐骨結節症候群
⑧精神	うつ病、心因性、膝蓋腱炎
⑨その他	転子滑液包炎、腸腰筋滑液包炎、深部静脈血栓症

第3章　痛みを鑑別しよう

STEP 3 ●「大腿が痛い」という患者が来院した場合にStep3で行うこと●
②エビデンスに基づいて鑑別する

①大腿痛患者への問診・所見

	問診・検査項目	陽性尤度	考えられる疾患
1	動作開始時の痛み、トレンデレンブルグ歩行 パトリックテスト陽性	-	変形性股関節症
2	腰椎の後側屈時の痛み	-	椎間関節性腰痛 椎間板性腰痛
3	動作開始時の痛み、膝の屈曲時痛	-	変形性膝関節症
4	下肢の浮腫、静脈瘤	-	深部静脈血栓

②大腿痛患者への検査

	検査名	方法	考えられる疾患
1	腰部後側屈テスト	腰部を後側屈させた際に痛み	椎間関節性
2	腰部後屈テスト	腰部を後屈させた際に痛み	椎間板性

③疾患を確定させるための最終的な問診・検査
　特になし。

※p.46「痛みの原因組織に関する鑑別」を参照してください。

13 膝が痛い

・**基本情報**

　膝は基本的には屈曲と伸展のみに限られた動きの単純な関節ですが、荷重関節であるため、使いすぎや加齢に伴う障害が起きやすい部位です。また、膝は歩行など活動性と密接に関係していることからQOLを著しく障害するため、安静にするのが難しい部位でもあります。そのため、障害が再発しやすく、慢性化しやすいことも大きな特徴です。

　膝の痛みで最も多いのは、思い当たる原因なく痛みを生じ、運動開始時痛を主訴とする**変形性膝関節症**であり、その他には**関節リウマチ**や**感染性関節炎**などが関節に関連した痛みが特に多いとされています。また、他の部位と異なり、内側・外側半月板損傷、内側・外側側副靱帯損傷、前・後十靱帯損傷など膝を安定させる役割がある靱帯や半月板などにも、スポーツや怪我などで障害が起きやすいのが特徴です。さらには、膝蓋腱炎・大腿四頭筋・ハムストリングス・鵞足部など筋肉の炎症・損傷・断裂、膝蓋骨・大腿骨・脛骨・

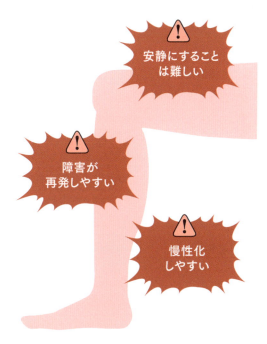

図3-20：膝痛の特徴と変形性膝関節症の症状

腓骨などの骨折や壊死、上部腰椎の神経障害、滑液包炎、ベーカー嚢胞、深部静脈血栓、膝窩動脈瘤、膝蓋大腿症候群などさまざまな障害が存在します。なお、<u>**膝のロッキングは半月板損傷、膝くずれ（膝折れ）は靭帯損傷、発熱や浸出液の存在は感染症の可能性を示すため、このような所見があるときには医師に紹介しましょう**</u>。

　また、慢性的な膝痛で最も多い<u>**変形性膝関節症**</u>を見極める所見としては、骨の腫大、内反変形、30分以上のこわばり、受動運動による軋轢音など沢山の特徴がありますが、<u>**①50歳以上、②こわばり30分以上、③軋轢音、④関節縁に沿う骨の圧痛、⑤骨腫大、⑥温感が触知されない、のうち少なくとも3つある**</u>と変形性膝関節症を疑うことができます。また、膝の骨折に関しては、<u>**①年齢が55歳以上、②腓骨頭部の圧痛、③膝蓋骨のみの圧痛、④90°の屈曲が不可能、⑤体重負荷（4歩）が不能、のうちどれか1つが存在している**</u>と骨折と判断できます。さらに前十字靭帯断裂の検査では、前方引き出し徴候、ラックマン徴候、半月板損傷の検査では、マックマレー徴候、十分な伸展への抵抗などがあります。

【 情報のまとめ1　膝痛の分類とその特徴 】

分類	特徴
変形性膝関節症	動作開始時痛、動くと痛みが楽になる
上位腰椎の神経障害	膝蓋腱反射の消失、大腿四頭筋の筋力低下、FNS陽性
関節リウマチ	朝のこわばり、スワンネック変形やボタンホール変形といった特徴的な手指の変形、熱感、発赤、腫脹
十字靭帯損傷	膝折れ、引き出しテスト陽性
半月板損傷	膝のロッキング・クリッキング、マックマレー徴候陽性
側副靭帯損傷	関節弛緩、靭帯部の圧痛、外反・内反負荷テスト
ベーカー嚢胞	膝窩部に充満感や圧迫感があり、屈曲が制限される
鵞足部滑液包炎	鵞足部の腫脹、横になり足をそろえて寝るときに疼痛が悪化

STEP 3 ●「膝が痛い」という患者が来院した場合にStep3で行うこと●
①痛みの原因組織から疾患をイメージする

【全体としてイメージできる疾患】

「膝痛」と聞いて、すぐにイメージすべき疾患名を領域ごとに列挙します。

> 整形外科領域：上位腰椎の障害、伏在神経絞扼、変形性膝関節症、関節リウマチ、感染性関節炎、膝周囲の筋炎症・損傷・断裂、膝関節を構成する骨の骨折や壊死、内側・外側側副靱帯損傷、前・後十靱帯損傷、内側・外側半月板損傷、滑液包炎、ベーカー嚢腫など
> 内科領域　　：なし
> 脳外科領域　：なし
> 感覚器領域　：なし
> その他　　　：深部静脈血栓、膝窩動脈瘤、膝蓋大腿症候群、偽痛風など

【 原因組織からイメージできる疾患 】

原因組織	代表的な疾患
①皮膚	なし
②神経	上位腰椎の神経障害、伏在神経絞扼
③筋肉	大腿四頭筋、ハムストリングス、膝周囲の筋炎症・損傷・断裂
④椎間板・靱帯	内側・外側側副靱帯損傷、前・後十字靱帯損傷
⑤関節	変形性膝関節症、関節リウマチ、感染性関節炎
⑥内臓（感覚器含む）	なし
⑦骨	膝関節を構成する骨の骨折や壊死
⑧精神	膝蓋腱炎
その他	内側・外側半月板損傷、滑液包炎、ベーカー嚢腫、深部静脈血栓、膝窩動脈瘤、膝蓋大腿症候群、偽痛風

STEP 3 ●「膝が痛い」という患者が来院した場合にStep3で行うこと●
②エビデンスに基づいて鑑別する

①膝痛患者への問診・所見

	問診・検査項目	陽性尤度	考えられる疾患
1	動作開始時の痛み、膝の屈曲時痛	-	変形性膝関節症 →あてはまったら③へ
2	朝のこわばり、指の変形	-	関節リウマチ
3	膝の不安定性、関節腫脹 膝くずれ、ロッキング	-	靱帯損傷 半月板損傷 →あてはまったら③へ
4	突然発症、叩打痛、膝可動域の減少	-	骨折 →あてはまったら③へ
5	足の麻痺、下肢の著明な圧痛、ふくらはぎの腫脹、長期間のや寝たきり状態	-	深部静脈血栓症

②膝痛患者への検査

	検査名	方法	考えられる疾患
1	マックマレー徴候	膝を屈曲させ、脛骨を回旋させる。内旋で外側半月が、外旋で内側半月に負荷がかかる	半月板損傷 →あてはまったら③へ
2	前方引き出しテスト	股関節45°、膝関節90°で足底を診察台に置き、ふくらはぎの上部を手前に引く	前十字靱帯損傷 →あてはまったら③へ
3	ラックマン徴候	膝を軽く屈曲させ（約15°）、脛骨を前方に引き出す	前十字靱帯損傷 →あてはまったら③へ
4	ピボットシフト徴候	股関節・膝関節伸展位で下肢を持ち上げ、脛骨と足首を持って脛骨を内側に圧迫する	前十字靱帯損傷 →あてはまったら③へ
5	後方引き出しテスト	前方引き出しと同様な姿勢からふくらはぎの上部を後方へ圧迫する	後十字靱帯損傷 →あてはまったら③へ

③疾患を確定させるための最終的な問診・検査

慢性的な膝痛患者の変形性膝関節症		
Yes（その項目があてはまる、または陽性である）		
Rank1　1つでもあれば確定的な所見		
1	骨の腫大	11.8
Rank2　1つでもあれば可能性を疑う所見		
	なし	
Rank3　複数あれば候補の1つになる可能性がある所見		
1	内反変形	3.4
2	以下のうち3つを満たす 年齢が50歳以上 軋轢音 関節縁に沿う骨の圧痛 骨腫大 温感が触知されない	3.1
3	こわばりが30分以下	3.0
4	受動運動による軋轢音	2.1
No（その項目があてはまらない、または陰性である）		
Rank1　1つでもあれば除外確定的な所見		
1	以下のうち3つを満たす 年齢が50歳以上 軋轢音 関節縁に沿う骨の圧痛 骨腫大 温感が触知されない	0.1
Rank2　1つでもあれば除外の可能性を疑う所見		
1	こわばりが30分以下	0.2
2	受動運動による軋轢音	0.2
Rank3　複数存在すれば除外候補の1つになる可能性がある所見		
1	骨の腫大	0.5

膝の骨折に関する可能性		
Yes（その項目があてはまる、または陽性である）		
Rank1　1つでもあれば確定的な所見		
	なし	
Rank2　1つでもあれば可能性を疑う所見		
	なし	
Rank3　複数あれば候補の1つになる可能性がある所見		
1	60°以上屈曲不能	4.7
2	年齢が55歳以上	3.0
3	90°以上屈曲不能	2.9
4	関節の浸出液	2.5
No（その項目があてはまらない、または陰性である）		
Rank1　1つでもあれば除外確定的な所見		
	なし	
Rank2　1つでもあれば除外の可能性を疑う所見		
	なし	
Rank3　複数存在すれば除外候補の1つになる可能性がある所見		
1	関節の浸出液	0.5
2	90°以上屈曲不能	0.5

靭帯と半月板に関する可能性	
Yes（その項目があてはまる、または陽性である）	
Rank1 1つでもあれば確定的な所見	
1　ラックマン徴候	11.5
2　前方引き出し徴候	17.0
Rank2 1つでもあれば可能性を疑う所見	
1　マックマレー徴候	8.2
2　ピボットシフト徴候	8.0
Rank3 複数あれば候補の1つになる可能性がある所見	
1　十分な伸展への抵抗	3.2
No（その項目があてはまらない、または陰性である）	
Rank1 1つでもあれば除外確定的な所見	
なし	
Rank2 1つでもあれば除外の可能性を疑う所見	
1　ラックマン徴候	0.2
Rank3 複数存在すれば除外候補の1つになる可能性がある所見	
1　前方引き出し徴候	0.5

※上記に疾患がない場合はp.46「痛みの原因組織に関する鑑別」を参照してください。

14 下腿が痛い

・基本情報

　下腿（ふくらはぎやすね）の痛みは、膝関節や足関節の疾患と深く関係しています。膝痛患者のように膝が不安定な患者では下腿にも強い負担がかかることから、下腿の筋肉や骨などに著しく負担を強いることとなり、障害に至るケースも少なくありません。特に腓腹筋や腓骨筋は膝関節の固定に重要な役割を持つことから、障害も受けやすくとても重要です。また、腓腹筋やヒラメ筋は「第2の心臓」とも呼ばれ、下肢における血液循環にも大きな役割を示すとともに、血管のアテローム硬化に伴い、深部静脈血栓などの循環系の問題も起こす可能性があり、痛みと共に下肢のむくみや冷えなどを引き起こすこともあります。

　具体的な疾患としては**腓腹筋やヒラメ筋、さらには腓骨筋や後脛骨筋などの炎症・損傷・断裂、下腿のコンパートメント症候群などの筋肉の問題、変形性膝関節症からの痛みや疲労骨折や脛骨骨頭壊死などの骨の問題**、上・下位腰椎からの神経症などの神経的な問題、深部静脈血栓、膝窩動脈絞扼症候群などの血管の問題、蜂巣炎やベーカー嚢胞・軟部組織肉腫など病態はさまざまです。

　なお、間欠性跛行や筋肉の熱感や腫脹があるときには、深部静脈血栓や蜂巣炎などの病態が、さらに熱感や腫脹に加えて息切れや胸部痛などの症状が認められる場合は肺塞栓が考えられることから、鑑別には注意が必要です。また、泌尿器系や生殖器系の疾患が存在すると支配神経エリアの筋肉に重だるさなどの症状を訴えることがあります。

【 情報のまとめ1　下腿痛の分類とその特徴 】

分類	特徴
変形性膝関節症	動作開始時痛、動くと痛みが楽になる、膝の痛みや変形がある、屈曲変形5°以下では膝の痛みが少ないこともある。
下位腰椎の神経障害	膝蓋腱、またはアキレス腱反射の消失、大腿四頭筋、前脛骨筋、EHL、FHLいずれかの筋力低下、FNSまたはSLR陽性、痛みとしびれ
腓腹筋障害	こむら返り、下肢のむくみや冷え、下腿から足にかけての痛み
ヒラメ筋障害	下肢のむくみや冷え、下腿、腰部、顔面部の痛み
腓骨筋障害	下腿外側のこむら返り、下腿外側の痛み、外果の痛み
蜂窩織炎（蜂巣炎）	広範囲が赤く硬く腫れる、発熱、寒気、頭痛、関節痛
深部静脈血栓症（DVT）	ふくらはぎ（足首・足など）の腫れ、痛み、熱感 胸の痛みや息切れなど肺塞栓症から気付くこともある
脛骨頚部骨頭壊死	叩打痛、長期間続くうずくような痛み

STEP 3 ●「下腿が痛い」という患者が来院した場合にStep3で行うこと●
①痛みの原因組織から疾患をイメージする

【全体としてイメージできる疾患】

「下腿が痛い」と聞いて、すぐにイメージすべき疾患名を領域ごとに列挙します。

> 整形外科領域：上位・下位腰椎腰椎の障害、変形性膝関節症、滑液包炎、ベーカー嚢腫、腓腹筋・ヒラメ筋・腓骨筋など筋肉の炎症・損傷・断裂、膝蓋骨・脛骨・腓骨などの骨折や壊死、疲労骨折・脛骨骨頭壊死 など
> 内科領域　　：泌尿器・生殖器系
> 脳外科領域　：なし
> 感覚器領域　：なし
> その他　　　：蜂巣炎、深部静脈血栓、膝窩動脈絞扼症候群、軟部組織肉腫 など

【 原因組織からイメージできる疾患 】

原因組織	代表的な疾患
①皮膚	なし
②神経	上位・下位腰椎の神経障害
③筋肉	腓腹筋・ヒラメ筋・腓骨筋など筋肉の炎症・損傷・断裂
④椎間板・靱帯	内側・外側側副靱帯損傷、前・後十字靱帯損傷
⑤関節	変形性膝関節症
⑥内臓（感覚器含む）	泌尿器・生殖器系
⑦骨	膝蓋骨・脛骨・腓骨などの骨折や壊死、疲労骨折、脛骨骨頭壊死
⑧精神	なし
その他	滑液包炎、ベーカー嚢腫、蜂巣炎、深部静脈血栓、膝窩動脈絞扼症候群、軟部組織肉腫、コンパートメント症候群

●「下腿が痛い」という患者が来院した場合にStep3で行うこと●
STEP 3 ②エビデンスに基づいて鑑別する

① 下腿痛患者への問診・所見

	問診・検査項目	考えられる疾患
1	動作開始時の痛み、膝の屈曲時痛	変形性膝関節症 →膝痛参照
2	下肢のしびれ、SLRテスト陽性、筋力低下	下位腰椎の神経障害 →腰痛参照
3	重だるい痛み、こむら返り、下肢の冷えやむくみ	筋肉の障害
4	足の麻痺、下肢の著明な圧痛、ふくらはぎの腫脹、長期間の寝たきり状態	深部静脈血栓症 →足痛参照

②下腿病患者への検査

	検査名	方法	考えられる疾患
1	筋力検査	前脛骨筋（L4）、EHL（L5）、FHL（S1）の障害の際に筋力低下	下位腰椎障害 →腰痛参照
2	対側SLR	背臥位で下肢を挙上した際に、対側に痛みやしびれが再現	下位腰椎障害 →腰痛参照

③疾患を確定させるための最終的な問診・検査

特になし。

※p.46「痛みの原因組織に関わる鑑別」を参照してください。

15 足首・足の裏が痛い

・**基本情報**

　足の痛みは足関節と足の痛みに分別されます。足首はいくつかの骨が並ぶことで構成されていることから靭帯などで強固に固定されており、可動性が少なくなっています。しかしながら、外的な負荷や体重負荷などにより過剰な可動を強いられることが多いため、損傷が多い部位です。また、足はアーチを形成しており、その状態を靭帯や筋肉が保っています。そのため、マイナーなトラブルが繰り返されることが多いのも足の痛みの特徴です。

　具体的な足首の疾患としては、<u>①神経の疾患として足根管症候群や下部腰椎の神経症状、②筋肉・腱の疾患としては腓骨腱炎や後脛骨筋腱炎、アキレス腱炎・断裂、③靭帯の疾患としては前距腓靭帯捻挫、三角靭帯捻挫、④骨の問題としては、腓骨遠位部骨折や脛骨遠</u>

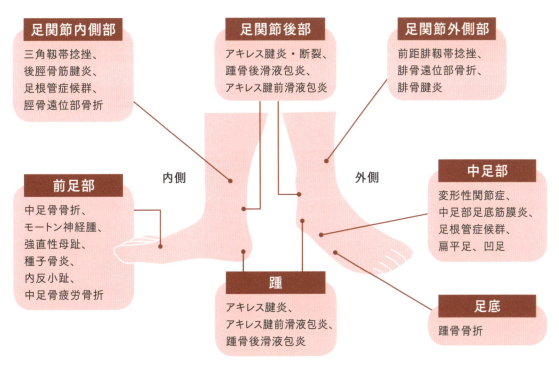

図3-21：痛みの場所別の足の疾患

位部骨折、代謝性疾患としては痛風や偽痛風などがあります。また、足の痛みには、①神経の問題として下部腰椎の神経症状、足根管症候群、モートン神経腫、②骨の問題として中足骨痛、種子骨炎、中足骨疲労骨折、踵骨骨折など、③筋肉や腱の問題として中足部足底筋膜炎、アキレス腱炎などが、④関節の問題として、変形性関節症、扁平足、凹足、内反小趾、強直母趾、⑤その他として、足底線維腫、鶏眼などがあります。

　また、代謝性疾患という点から見ると、関節炎が挙げられます。関節炎のなかでも①化膿性関節炎に関しては、関節炎に至る何らかのきっかけがあることから、最近、関節（股関節・膝関節など）の手術を受けた既往歴はないか、また80歳以上ではないか、糖尿病の既往歴はないかなどを確認することが大切です。また、②痛風に関しては、第1中足趾節関節の発作、耳介・関節伸側、手指などの痛風結節、突然の関節痛・腫脹で2週間以内に改善など、③関節リウマチに関しては、1時間以上継続する朝のこわばり、近位指節関節、中手指節関節、手関節、肘、膝、足関節、中足趾節関節のうち3ヵ所以上の関節腫脹、手の関節（手関節、MC、PIP）の罹患などの、問診や所見から判断することが可能です。また、類似疾患にピロリン酸カルシウムに関連した④偽痛風がありますが、これは膝関節、手関節、足関節の順番に多く、足関節ではMTPに多く出現します。

　なお、痛みの部位から考えると、①足関節外側部での痛みとして、前距腓靱帯捻挫、腓骨遠位部骨折、腓骨腱炎、②内側部では三角靱帯捻挫、後脛骨筋腱炎、足根管症候群、脛骨遠位部骨折、③後部としてはアキレス腱炎・断裂、踵骨後滑液包炎、アキレス腱前滑液包炎などがあります。また、④前足部として、中足骨骨折、モートン神経腫、強直性母趾、種子骨炎、内反小趾、中足骨疲労骨折、⑤中足部では、変形性関節症、中足部足底筋膜炎、足根管症候群、扁平足、凹足、⑥踵ではアキレス腱炎、アキレス腱前滑液包炎、踵骨後滑液包炎、足底では踵骨骨折などが考えられます。

【情報のまとめ1 足首・足裏痛の分類とその特徴】

分類	特徴
変形性関節症	動作開始時痛、動くと痛みが楽になる
下位腰椎の神経障害	膝蓋腱、またはアキレス腱の消失、大腿四頭筋、前脛骨筋、EHL、FHL いずれかの筋力低下、FNS または SLR 陽性、痛みとしびれ
足根管症候群	足の裏と指の灼熱痛、刺痛、しびれ、足首を動かしたり、内くるぶしを圧迫したときに強い痛みがある
モートン神経腫	第3〜4足趾感のしびれ、疼痛、灼熱痛
前距腓靭帯捻挫	外果の腫れ、内出血、痛み、歩行困難（足首を内側にひねる）
三角靭帯捻挫	内果の腫れ、内出血、痛み、歩行困難（足首を外側にひねる）
扁平足	土踏まずの消失、外反、痛み（長時間の歩行や立位）、転びやすい
凹足（ハイアーチ）	足裏の痛み、足底筋膜炎
鶏眼（うおのめ）	足底の外周に近い部分（第4〜5趾間）、激痛（圧力に伴う）限局性の淡黄色・半透明な角質増殖病変

STEP 3
● 「足首・足裏が痛い」という患者が来院した場合にStep3で行うこと ●
① 痛みの原因組織から疾患をイメージする

【全体としてイメージできる疾患】

「足首・足裏が痛い」と聞いて、すぐにイメージすべき疾患名を領域ごとに列挙します。

> **整形外科領域**：下位腰椎の障害、足根管症候群、モートン神経腫、前距腓靭帯捻挫、強直母趾、腓骨・後脛骨筋の筋損傷・断裂、変形性関節症、扁平足、凹足、内反小趾、中足骨痛、種子骨炎、中足骨疲労骨折、踵骨骨折、三角靭帯捻挫 など
> **内科領域**：なし
> **脳外科領域**：なし
> **感覚器領域**：なし
> **その他**：足底線維腫、鶏眼、糖尿病性足部骨髄炎、深部静脈血栓症、痛風、慢性下肢動脈閉塞症（ASO）、末梢血管病変 など

【各組織からイメージできる疾患】

原因組織	代表的な疾患
①皮膚	なし
②神経	下位腰椎の神経障害、足根管症候群、モートン神経腫
③筋肉	腓骨・後脛骨筋の筋損傷・断裂、アキレス腱断裂、足底筋膜炎
④椎間板・靱帯	前距腓靱帯捻挫、三角靱帯捻挫
⑤関節	変形性関節症、扁平足、凹足、内反小趾、強直母趾
⑥内臓（感覚器含む）	なし
⑦骨	中足骨痛、種子骨炎、中足骨疲労骨折、踵骨骨折、腓骨遠位部骨折、脛骨遠位部骨折
⑧精神	なし
その他	足底線維腫、鶏眼、糖尿病性足部骨髄炎、深部静脈血栓症、痛風、慢性下肢動脈閉塞症（ASO）、末梢血管病変、偽痛風、滑液包炎

STEP 3
●「足首・足裏が痛い」という患者が来院した場合にStep3で行うこと●
②エビデンスに基づいて鑑別する

①足痛患者への問診・所見

	問診・検査項目	陽性尤度	考えられる疾患
1	糖尿病の既往、振動覚の低下	-	糖尿病 →あてはまったら③へ
2	色調の変化、冷え、動脈拍動の欠如	-	末梢循環障害 →あてはまったら③へ
3	足の麻痺、下肢の著明な圧痛、ふくらはぎの腫脹、長期間の寝たきり状態	-	深部静脈血栓症 →あてはまったら③へ
4	足の裏の灼熱痛と刺痛	-	足根管症候群
5	足首をひねるなど外傷の既往	-	捻挫
6	足前部から内果にかけての痛み	-	三角靱帯捻挫
7	荷重時の痛み、疼痛部の著明な圧痛	-	骨折 →あてはまったら③へ
8	第1足趾関節の発作、痛風結節（耳介など）	-	痛風
9	朝のこわばりが1時間以上続く、関節腫脹	-	関節リウマチ

②足痛患者への検査

	検査名	方法	考えられる疾患
1	筋力検査	前脛骨筋（L4）、EHL（L5）、FHL（S1）の障害の際に筋力低下	下位腰椎障害 →腰痛参照
2	対側SLR	背臥位で下肢を挙上した際に、対側に痛みやしびれが再現	下位腰椎障害 →腰痛参照
3	ABI(ankle-brachial index)	足首関節と上肢の血圧の比が0.9以下	ASO →あてはまったら③へ

③疾患を確定させるための最終的な問診・検査

糖尿病の足に関する可能性	
Yes（その項目があてはまる、または陽性である）	
Rank1　1つでもあれば確定的な所見	
なし	
Rank2　1つでもあれば可能性を疑う所見	
なし	
Rank3　複数あれば候補の1つになる可能性がある所見	
1　5.07モノフィラメントによる感覚障害	4.7
2　振動覚低下	2.0
No（その項目があてはまらない、または陰性である）	
Rank1　1つでもあれば除外確定的な所見	
なし	
Rank2　1つでもあれば除外の可能性を疑う所見	
なし	
Rank3　複数存在すれば除外候補の1つになる可能性がある所見	
1　5.07モノフィラメントによる感覚障害	0.3

末梢血管障害		
Yes（その項目があてはまる、または陽性である）		
Rank1 1つでもあれば確定的な所見		
1	後脛骨動脈と足背動脈の欠如	14.9
Rank2 1つでもあれば可能性を疑う所見		
1	下肢血管雑音の存在	7.3
2	足の創傷や疼痛	7.0
3	足の非対称性な冷感	6.1
4	大腿動脈の拍動欠如	6.1
Rank3 複数あれば候補の1つになる可能性がある所見		
1	静脈の血流再開時間が20秒以上	3.6
2	足の色の異常（蒼白、赤色、青色）	2.8
No（その項目があてはまらない、または陰性である）		
Rank1 1つでもあれば除外確定的な所見		
	なし	
Rank2 1つでもあれば除外の可能性を疑う所見		
	なし	
Rank3 複数存在すれば除外候補の1つになる可能性がある所見		
1	後脛骨動脈と足背動脈の拍動欠如	0.3

深部静脈血栓症		
Yes（その項目があてはまる、または陽性である）		
Rank1 1つでもあれば確定的な所見		
1	足背動脈と後脛骨動脈拍動消失	44.6
2	ABI0.9以下	34.8
3	下肢のSpO2低値（指よりも2%低い）	30

Rank2	1つでもあれば可能性を疑う所見	
1	足にびらん状の傷	5.9
2	足が非対称性に冷たい	5.8
Rank3	複数あれば候補の1つになる可能性がある所見	
1	間欠性跛行	3.3
2	ふくらはぎの非対称性腫脹が2cm差以下	2.1

No（その項目があてはまらない、または陰性である）

Rank1	1つでもあれば除外確定的な所見	
1	足背動脈と後脛骨動脈拍動消失	0.1
Rank2	1つでもあれば除外の可能性を疑う所見	
	なし	
Rank3	複数存在すれば除外候補の1つになる可能性がある所見	
1	下肢のSpO2低値（指よりも2%低い）	0.23
2	ABI0.9以下	0.38
3	ふくらはぎの非対称性腫脹が2cm差以下	0.5

足首と中足部の骨折に関する可能性

Yes（その項目があてはまる、または陽性である）

Rank1	1つでもあれば確定的な所見	
	なし	
Rank2	1つでもあれば可能性を疑う所見	
	なし	
Rank3	複数あれば候補の1つになる可能性がある所見	
1	外果後面の圧痛	4.8
2	第5中足骨基部の圧痛	2.9
3	内果後面の圧痛	2.6
4	受傷直後における体重負荷不能	2.5

No（その項目があてはまらない、または陰性である）	
Rank1　1つでもあれば除外確定的な所見	
1　第5中足骨基部の圧痛	0.1
Rank2　1つでもあれば除外の可能性を疑う所見	
なし	
Rank3　複数存在すれば除外候補の1つになる可能性がある所見	
1　受傷直後における体重負荷不能	0.3
2　内果後面の圧痛	0.5

痛風	
Yes（その項目があてはまる、または陽性である）	
Rank1　1つでもあれば確定的な所見	
1　痛風結節	40
2　第1中足趾節関節発作	31
Rank2　1つでもあれば可能性を疑う所見	
なし	
Rank3　複数あれば候補の1つになる可能性がある所見	
1　発赤	2.4
No（その項目があてはまらない、または陰性である）	
Rank1　1つでもあれば除外確定的な所見	
1　第1中足趾節関節発作	0.04
2　突然の関節痛、腫脹で2週間以内に改善	0.09
Rank2　1つでもあれば除外の可能性を疑う所見	
1　発赤	0.13
Rank3　複数存在すれば除外候補の1つになる可能性がある所見	
なし	

※上記に疾患がない場合はp.46「痛みの原因組織に関する鑑別」を参照してください。

16 全身が痛い

•基本情報

　痛みが慢性化すると、局所だけでなく全身に痛みが出現しますが、腰痛や肩こりなどが重なることで全身の痛みのように見えることもあれば、1つの原因で全身に症状が認められることもあります。そこで、ここでは全身性に痛みが出現する可能性がある疾患についてまとめたいと思います。

　全身性の疾患として有名な疾患は、<u>関節リウマチ</u>です。関節リウマチは、朝のこわばりや関節の変形に代表される関節疾患で、はじめは手の指（PIP関節）から始まることが多いとされていますが、<u>膝や肩から発症する</u>こともあり、時間と共に全身性に痛みが出現します。一方、全身に疼痛が存在するものの原因がよくわからない疼痛としては<u>線維筋痛症</u>という病態もあります。<u>線維筋痛症</u>は全身の疼痛の他、こわばりや倦怠感、不眠症状やドライアイ・ドライマウスなどさまざまな不定愁訴を呈することが特徴で、全身に18ヵ所存在する診察ポイントのうち、11ヵ所以上に圧痛が認められると<u>線維筋痛症</u>と診察されます。なお、線維筋痛症と類似する疾患としては、<u>甲状腺機能低下症</u>、<u>全身性エリテマトーデス</u>、<u>成人性still病</u>などがあり、特に<u>全身性エリテマトーデス</u>や<u>成人性still病</u>は関節炎を伴うことから、関節リウマチなどの他の疾患とも間違えやすいのが特徴です。

　また、<u>強直性脊椎炎、反応性関節炎、乾癬性関節炎、炎症性腸疾患</u>に伴う関節炎も重要な疾患です。いずれも若年から中年にかけて多く、仙腸関節炎・非対称性末梢関節炎・腱付着部炎・指趾炎（ソーセージ状指）・皮疹・ブドウ炎および網膜炎が特徴です。なお、40歳以下で徐々に発症し、運動で軽減し、安静で軽減しない、夜間痛（起きると軽快）の場合、脊椎関節炎による腰痛を疑います。なお、Schoberテストと呼ばれる、腰仙椎移行部とその頭側10cmに印をつけ、最大屈曲位でこの距離が指標になり、5.0cm以下となっています。

　一方、反応性関節炎では、咽頭炎・尿道炎・急性胃腸炎が2〜4週間前に先行していることが多く、1ヵ月以内に関節炎に尿道炎・子宮頸管炎、関節炎・網膜炎・尿道炎の罹患歴があるとされています。乾癬性関節炎では、DIP関節の関節炎が特徴ですが、MCP関節は障害されにくいことが関節リウマチとの鑑別ポイントです。そのほか、乾癬皮膚所見と

爪の剥離や手指全体の腫脹が参考になります。

　さらに、関節炎以外では、リウマチ性多発筋炎や側頭動脈炎も大切です。リウマチ性多発性筋炎は50歳以上で肩から上肢、股関節から大腿部の対称性の疼痛・こわばりで、手関節の腫脹、滑膜炎などが特徴であり、朝のこわばりがあるが、近位筋のこわばりであればリウマチ性多発性筋炎、末梢の関節炎であれば関節リウマチの可能性が高いと考えられます。そのため、両側上腕圧痛が有効な所見となります。他方、半身の痛みでは脳梗塞のような脳疾患に伴う疼痛も忘れてはいけません。特に視床の障害に伴う視床痛は有名です。なお、脳疾患に伴う疼痛は生命の危機と関係していることも多く、正しい検査が必要となります。大脳半球に関する主な検査に関しては、手の回内・回外運動、バレー徴候、バビンスキー反射がありますが、手の回内・回外運動は主に錐体外路系、バレー徴候は錐体路系の検査であるため、2つの検査を行うことをお勧めします。

【 情報のまとめ1　全身の痛みの分類とその特徴 】

分類	特徴
関節リウマチ	朝のこわばり、リウマトイド因子陽性 指のPIP関節の変形、ボタンホール変形、スワンネック変形
線維筋痛症	全身の疼痛、倦怠感、こわばり、消化器症状、うつ傾向 検査所見に異常がない
脳梗塞	半身の疼痛、神経学的所見の異常（バレー徴候、病的反射など） 運動障害・言語障害などが認められることもある
リウマチ性多発性筋炎	50歳以上で肩から上肢、股関節から大腿部の対称性の疼痛・こわばり、手関節の腫脹、滑膜炎、朝のこわばり（近位筋のこわばり）

STEP 3 ●「全身が痛い」という患者が来院した場合にStep3で行うこと●
① 痛みの原因組織から疾患をイメージする

【全体としてイメージできる疾患】

「全身が痛い」と聞いて、すぐにイメージすべき疾患名を領域ごとに列挙します。

> 整形外科領域：変形性関節症、関節リウマチ、関節炎（強直性脊椎炎など）多発性の圧迫骨折など
> 内科領域　　：なし
> 脳外科領域　：脳梗塞（視床梗塞）
> 感覚器領域　：なし
> その他　　　：うつ、リウマチ性多発筋炎、側頭動脈炎、全身性エリテマトーデス、成人性still病、線維筋痛症など

【原因組織からイメージできる疾患】

原因組織	代表的な疾患
①皮膚	なし
②神経	脳梗塞（視床梗塞）
③筋肉	線維筋痛症
④椎間板・靱帯	なし
⑤関節	変形性関節症、関節リウマチ、関節炎（強直性脊椎炎など）
⑥内臓（感覚器含む）	炎症性腸疾患
⑦骨	多発性の圧迫骨折
⑧精神	なし
その他	うつ、リウマチ性多発筋炎、側頭動脈炎、全身性エリテマトーデス、成人性still病、甲状腺機能低下症

●「全身が痛い」という患者が来院した場合にStep3で行うこと●
②エビデンスに基づいて鑑別する

①全身痛患者への問診・所見

	問診・検査項目	陽性尤度	考えられる疾患
1	朝のこわばり、指の変形	-	関節リウマチ
2	原因不明の広範囲な痛み、不定愁訴、全身の圧痛	-	線維筋痛症
3	片側の広範囲なしびれ、顔面麻痺	-	脳梗塞
4	対称性の痛み、こわばり、手関節の腫脹	-	リウマチ性多発性筋炎
5	頭痛が中心、全身倦怠感	-	側頭動脈炎 →頭痛参照
6	むくみ、疲れやすい、動作緩慢	-	甲状腺機能低下 →あてはまったら③へ
7	背臥位で痛み緩和しないが、動作で改善、朝のこわばり	-	強直性脊椎炎 →あてはまったら③へ
8	関節炎、局所的な神経症状、認知症状、痙攣	-	全身性エリテマトーデス →あてはまったら③へ
9	関節炎、皮膚炎、咽頭痛	-	成人性 still 病 →あてはまったら③へ

②全身痛患者への検査

	検査名	方法	考えられる疾患
1	バレー徴候	閉眼で肩の高さまで両手を挙げ、手を回外させた状態で腕を保つように指示した際にこれを保てない	脳血管疾患 錐体路障害
2	手の回内・回外運動	手を回内・回外させた際に、左右の動きがバラバラになる	脳血管疾患 錐体外路障害

③疾患を確定させるための最終的な問診・検査

甲状腺機能低下		
Yes（その項目があてはまる、または陽性である）		
Rank1 1つでもあれば確定的な所見		
1	動作緩慢	27.7
2	むくみ	16.2
Rank2 1つでもあれば可能性を疑う所見		
1	難聴	8.8
Rank3 複数あれば候補の1つになる可能性がある所見		
1	アキレス腱反射の遅延	3.4
2	ざらざらした皮膚	3.4
3	乾燥肌	2.1
4	寒がり	2.1
No（その項目があてはまらない、または陰性である）		
Rank1 1つでもあれば除外確定的な所見		
	なし	
Rank2 1つでもあれば除外の可能性を疑う所見		
	なし	
Rank3 複数存在すれば除外候補の1つになる可能性がある所見		
1	下腿浮腫	0.4
2	乾燥肌	0.4
3	寒がり	0.4
4	むくみ	0.4

強直性脊椎炎			
Yes（その項目があてはまる、または陽性である）			
Rank1	1つでもあれば確定的な所見		
	なし		
Rank2	1つでもあれば可能性を疑う所見		
	なし		
Rank3	複数あれば候補の1つになる可能性がある所見		
1	朝のこわばりが30分以上続く		2.7
2	運動で改善、安静で改善なし		2.6
3	脊椎前屈試験5cm以下		2.6
4	睡眠後半期のみ痛みで覚醒		2.0
No（その項目があてはまらない、または陰性である）			
Rank1	1つでもあれば除外確定的な所見		
1	脊椎前屈試験5cm以下		0.1
Rank2	1つでもあれば除外の可能性を疑う所見		
	なし		
Rank3	複数存在すれば除外候補の1つになる可能性がある所見		
1	背臥位で痛みが緩和せず		0.41
2	朝のこわばりが30分以上続く		0.5

全身性エリテマトーデス		
Yes（その項目があてはまる、または陽性である）		
Rank1　1つでもあれば確定的な所見		
1	痙攣	26
2	蝶形紅斑	26
3	円板状皮疹	19
4	光線過敏	15
Rank2　1つでもあれば可能性を疑う所見		
	なし	
Rank3　複数あれば候補の1つになる可能性がある所見		
1	口腔内潰瘍	4.2
2	局所神経症状	3.9
3	認知症	3.8
4	関節炎	2.1
No（その項目があてはまらない、または陰性である）		
Rank1　1つでもあれば除外確定的な所見		
	なし	
Rank2　1つでもあれば除外の可能性を疑う所見		
1	蝶形紅斑	0.2
Rank3　複数存在すれば除外候補の1つになる可能性がある所見		
	なし	

成人性 still 病	
Yes（その項目があてはまる、または陽性である）	
Rank1 1つでもあれば確定的な所見	
1 典型的皮膚炎	75
Rank2 1つでもあれば可能性を疑う所見	
なし	
Rank3 複数あれば候補の1つになる可能性がある所見	
1 咽頭痛	4.2
2 39℃以上の熱が1週間以上	3.2
3 リンパ節腫脹	2.2
No（その項目があてはまらない、または陰性である）	
Rank1 1つでもあれば除外確定的な所見	
1 典型的皮膚炎	0.1
Rank2 1つでもあれば除外の可能性を疑う所見	
1 関節炎が2週間以上	0.2
Rank3 複数存在すれば除外候補の1つになる可能性がある所見	
1 39℃以上の熱が1週間以上	0.3
2 リンパ節腫脹	0.3
3 咽頭痛	0.4
4 関節炎	0.5

※上記に疾患がない場合はp.46「痛みの原因組織に関する鑑別」を参照してください。

第 **4** 章

痛みを治療しよう

第4章

痛みを治療しよう

1 治療理論

診察と鑑別が終わったら、次はいよいよ治療です。治療は第2章Step5で行った痛みが末梢組織レベルなのか、脊髄レベルなのか、脳レベルなのかの判断に沿って行います。第2章Step5で示したように、痛みのレベルを見分ける方法は以下の項目です。

表4-1：痛みのレベルとその特徴

	痛みのレベル	痛み部位	特徴
急性痛 ↓ 慢性痛	末梢組織レベル	痛みの原因組織に関連	局所の痛みが中心
	脊髄レベル	分節エリアに広がっている	局所的な自律神経反応（デルマトーム）
	脳レベル	全身	天候で変化・不定愁訴

末梢組織レベルの場合は各組織に対する痛み治療を、脊髄レベルに痛みがある場合は脊髄に対する治療を、脳レベルの痛みがある場合は全身治療を中心に行います。**ただし、脊髄・脳レベルだと判断しても、局所の痛みが強い場合には、ほかのレベルの治療を取り混ぜながら行うことも必要です。**

また、急性痛から慢性痛に移行した痛みに関しては、「5　レベル別治療〜急性から慢性に〜」にて解説します。

2 鍼灸の治効機序を再確認する

　実際の臨床現場では、「痛みが強く疼痛局所に治療ができない」可能性や、「患者が鍼や灸に抵抗があって使用できない」など、さまざまな状況が想定されます。そのようなイレギュラーな状況でも的確に痛みを止めることができるよう、痛みの専門家として、痛みを止めるメカニズムを理解し、あらゆるアプローチで治療法・治療方針を考えられる力が必要となります。痛みを止める方法には、主に、**①生体内の鎮痛機構を賦活させる方法、②鎮痛機構以外の方法**があります。まずは、それぞれの方法を効率よく賦活させるために、鍼灸の治効機序を正しく理解しましょう。特に、痛みが脊髄・脳レベルに移行した慢性痛症の治療では、痛みを止める方法を数多く知っていることが重要になります。

2-1 生体内の鎮痛機構を賦活させる鎮痛法
①末梢組織レベルの鎮痛機序（疼痛局所への治療）
　疼痛があるところに治療を行うことで、その刺激部位で生じる物質を介して鎮痛を生じさせるメカニズムは、大きく分けて2つ存在しています。

【 オピオイド受容体を介した鎮痛 】

　炎症があるところには痛みを抑制する物質である**オピオイド**を含有した免疫細胞が数多く存在しています。鍼灸刺激によりそれらの免疫細胞にオピオイドを放出させ、末梢の痛覚受容器に存在する**オピオイド受容体**に作用させることで鎮痛が起こります。なお、オピオイド受容体は通常は、末梢の痛覚受容器には存在しておらず、損傷時や炎症時などの病態時に出現します。これが、**炎症の周囲に灸や散鍼を行う際のメカニズム**です。

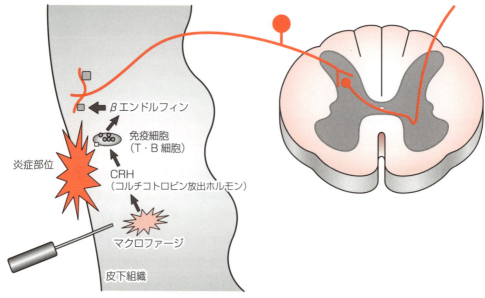

図4-1：オピオイド受容体を介した鎮痛メカニズム

【 アデノシンA1受容体を介した鎮痛 】

　鍼灸刺激で微小の組織損傷が起こると、細胞からアデノシン3リン酸（ATP）が漏出します。ATPは分解されると**アデノシン**になり、アデノシンが末梢の痛覚受容器に存在する**アデノシンA1受容体**に作用して鎮痛が起こります。これが、**疼痛局所に雀啄や回旋、捻鍼などの手技を行う際の鎮痛メカニズム**です。

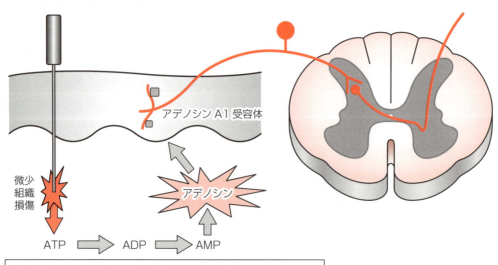

図4-2：アデノシンA1受容体を介した鎮痛メカニズム

②脊髄レベルの鎮痛（分節性の鎮痛）

　疼痛局所で生じた痛みは、脊髄に集約されます。そのため、脊髄で痛みをブロックすることも可能です。逆に言うと、痛みが障害分節全体に広がっている場合は、痛みは脊髄レベルとなっているため、脊髄に対応した鎮痛メカニズムの賦活が必要不可欠です。

【 ゲートコントロール説 】

　障害のある脊髄神経と同じ支配エリア（デルマトーム・ミオトーム・スケルトーム）に刺激を行うことで、障害のある脊髄神経の痛みを抑える機序です。なお、このメカニズムを賦活させるには、置鍼や触刺激のようなAβ線維を興奮させる刺激が必要です。これは、**疼痛局所やその対側、支配エリアの皮膚や筋肉などに置鍼やローラー鍼を行う際の鎮痛メカニズムです**。ただし、**この鎮痛は即効性はありますが、持続性はありません。**

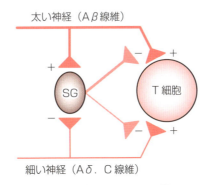

図4-3：ゲートコントロール説

【 下行性疼痛抑制系の賦活に伴う脊髄後角の抑制 】

　これは本来は脳レベルの鎮痛方法ですが、鎮痛の作用部位の一部は脊髄の後角であるため、脊髄レベルでも適応できます。中脳・橋を介する鎮痛系は脊髄でノルアドレナリンを放出させ、中脳や延髄を介する鎮痛系は同じく脊髄でセロトニンを放出させます。そのため、下行性疼痛抑制系もある意味で脊髄レベルの鎮痛と言っても過言ではありません。メカニズムの詳細は脳レベルの鎮痛で説明しますが、セロトニンが減少すると局所的に筋肉がこわばるという状態を引き起こします。また、ノルアドレナリンが減少すると、交感神

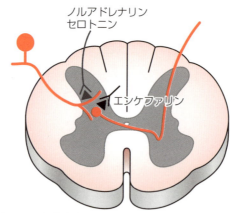

図4-4：下行性疼痛抑制系の賦活に伴う脊髄後角の抑制

経穴進症状である冷えや血流低下などを局所的に引き起こします。そのため、単に鎮痛を起こすのではなく、痛み以外のこわばりや冷えの症状を加味した上で、どの鎮痛物質を増やすべきか考えるようにしましょう。**鍼刺激により2つの物質を区別して分泌させる方法はありませんが、ノルアドレナリンも、セロトニンも抗重力筋との関連が深いことから、抗重力筋への刺激が有効である可能性があります**（p.173参照）。

③脳レベルの鎮痛（全身性の鎮痛）

　疼痛局所で生じた痛みは、脊髄、そして最終的には脳に集約されます。そのため、脳で痛みをブロックすることが可能です。特に全身に症状が出現している場合で、なおかつ感情や交感神経などの亢進で痛みが増強していたら脳レベルの鎮痛機序が必要でしょう。

【 下行性疼痛抑制系 】

　身体のあらゆる部位を刺激することで、脳の視床下部、中脳中心灰白質や延髄大縫線核から内因性のオピオイド物質を放出させるメカニズムです。なお、このメカニズムを賦活するためにはAδやC線維の興奮が必要であるため、**鍼通電や響きを伴うような刺激が必要**です。また、脳の感覚野は四肢が大きなエリアを占めていることから（p.168 図4-6参照）、体幹部に行うよりも四肢末端に行うほうがこのメカニズムを賦活させやすいと考えら

れています。さらに、**刺激する周波数により誘発される物質が異なり、2Hzではβエンドルフィン、2/15Hzではエンケファリン、100Hzではダイノルフィンが誘発される**ことが知られています（p.216参照）。これは、**四肢に鍼や鍼通電を行う際の鎮痛メカニズムです。特に全身に鎮痛効果を生じさせるためには血中にこれらの物質が放出される必要あるので、最低15分以上の刺激が必要です**。鎮痛効果には即効性はありませんが、持続性があるメカニズムです。

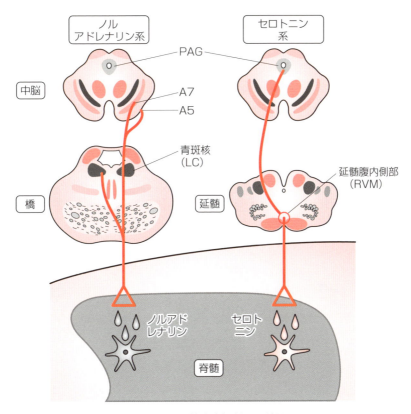

図4-5：下行性疼痛抑制系の賦活

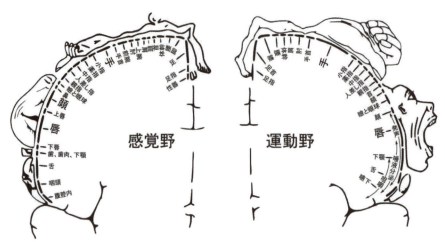

図4-6：体性感覚野における脳の機能局在

ペンフィールドのホムンクルス（こびと）の図。脳の感覚野に対応する四肢エリアに刺激をすることで、下行性疼痛抑制系のメカニズムを賦活させる。

【 補足学習：鍼通電を利用する 】

鍼通電は周波数により脳内から分泌される物質が異なることが動物実験で報告されています。しかしながら、周波数の使い分けは明確には決まっていません。そこで、一般的に使われているオピオイド薬の使い分けと合わせながら鍼通電の適応性を考えてみます。

痛みの種類から考えると、μ受容体に作用するβエンドルフィンは、全身に受容体が存在することから、**あらゆる痛みに対して対応が可能**です。δ受容体のエンケファリンは、扁桃体など情動と関係する部位に受容体が多く存在することから、**情動に伴う痛みに対応が可能**です。さらにκ受容体のダイノルフィンは自律神経系に関与が深い部位に受容体が存在することから、**気分の変化やストレス、天候などで悪化する交感神経依存性疼痛のような交感神経性の痛み、さらにはかゆみなどに効果的**です。

一方、薬剤としてのオピオイドは消化管抑制や呼吸抑制、抗利尿作用などの副作用があることから、便秘や呼吸器疾患などの患者には不向きであると報告されています。しかし鍼治療で分泌される量は少ないと予想されることから、それほど気にしなくてもよいと思われます。

なお、通電の刺激量や時間に関しては論文によりまちまちであり、特に根拠はないようです。そのため、刺激量に関して筆者は、**痛みや鍼に対する恐怖が強い場合には、刺激を感じる程度の強さ、また恐怖心がない場合は筋肉が軽く収縮する程度**としています。また、刺激時間に関しては、オピオイドの放出には最低10分はかかるとするものが多いことから、**最低15分以上**が推奨しています（参考の鍼通電の周波数、刺激量、時間の目安については p.216 に記載します）。

表4-2：周波数とオピオイドの関係

	μ受容体	δ受容体	κ受容体
周波数	2Hz	2/15Hz	100Hz
薬理作用			
鎮痛	++	+	++
鎮静	++	+	++
消化管運動の抑制	++	+	+
呼吸抑制	+	−	−
咳嗽反射の抑制	+	−（悪化）	+
情動性	+	+	−（嫌悪感）
徐脈	+	−（徐脈）	+
利尿作用	−（抗利尿）	−	+
発現部位	大脳皮質、線条体、視床、視床下部、中脳、橋、延髄、脊髄、一次感覚神経など	大脳皮質、線条体、側坐核、中脳	線条体、側坐核、視床下部、中脳、橋、延髄、脊髄
適応範囲	あらゆる痛み（特に脊髄・末梢の痛み）（重度呼吸器患者が不適応）	情動系の痛み	自律神経系 薬物依存患者

＊薬理作用に関してはオピオイド剤としての作用です

【 広汎性侵害抑制調節 】
　全身のあらゆる部位に刺激を加えることで痛みを抑制するメカニズムです。下行性疼痛抑制系と類似していますが、この機序を賦活するためにはAδやC線維の興奮が必要なことや、**脳の作用部位が異なること、効果には即効性があるが持続性がない**ことなどから、下行性疼痛抑制系とは別の機序と考えられています。これは、**痛みで痛みを止める対抗刺激療法のメカニズム**として広く知られています。

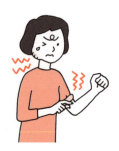

◀「歯の痛みを和らげるために腕をつねる」など、痛みで痛みを和らげる広汎性侵害抑制調節は日常でもよく賦活されている

2-2　鎮痛機構以外の方法

【 Ⅰa、Ⅰb抑制を介した筋緊張の緩和 】
　筋緊張が増加すると、こりや痛みを生じることが知られています。一般的に筋緊張により血流が低下すると発痛物質が局所に留まるため、痛みを誘発します。そのため、**筋肉の中でも筋紡錘や腱紡錘の分布の多いモーターポイントや起始部・停止部付近を刺激すると、筋紡錘を介して拮抗筋を抑制するⅠa抑制や腱紡錘を介したⅠb抑制により筋緊張が低下し、痛みが改善します**。これが、**筋緊張の強い部位に鍼を行う際のメカニズム**です。

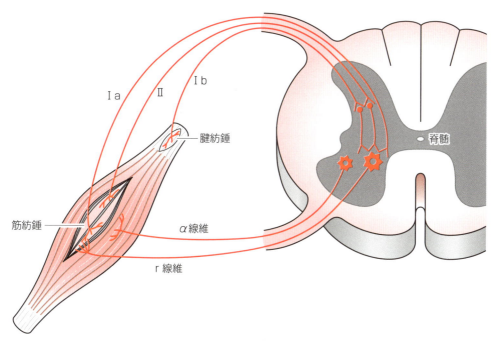

図4-7：Ib抑制の賦活

【 血流改善（局所、または全身）】

　疼痛局所には発痛物質が存在していることが多いため、それらを洗い流すことが痛みの改善につながります。具体的には、局所にC線維が興奮するような鍼灸刺激を行うことで、C線維を介した軸索反射が生じ、フレアーと呼ばれる局所的な血流改善が起こります。また、筋緊張の緩和によっても筋肉全体の血流が改善することや、自律神経を介した治療でも全身の血流を改善することも知られています。これが、<u>**血流低下部位に鍼を行ったり、四肢に刺激を行うことで全身のバランスを取る全身調整**</u>のメカニズムです。

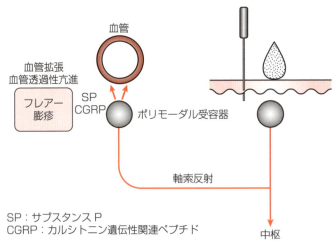

図4-8：局所、または全身の血流改善のメカニズム

【 自律神経の調節 】

　痛みが長期に及ぶと交感神経が亢進した状態が続き、痛みの悪循環を形成します。そのため、**自律神経を調整することが、痛みの軽減につながります**。自律神経に影響の深い筋肉は**抗重力筋**と呼ばれる筋肉であり（図4-10）、**交感神経が亢進しているときはこれらの筋肉は緊張しています**。そのため、抗重力筋を緩めることができれば、交感神経が抑制され、副交感神経優位となるため、痛みの軽減につながります。これが、**全身の筋緊張部位を緩めるような鍼や、リラックスを促すような鍼を行う際のメカニズム**です。

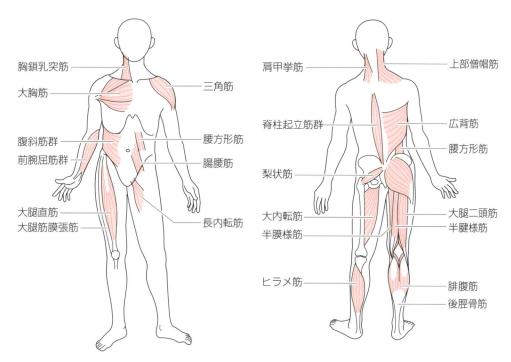

図4-9：全身の抗重力筋分布

【 体性自律神経反射を介した内臓調節 】

　痛みの慢性化に伴い自律神経のバランスが乱れると、さまざまな不定愁訴を生じ、それが痛みの悪循環を形成します。そのため、**各臓器の機能を改善することが、痛みの悪循環改善には重要です**。特に各臓器にはそれぞれ支配している自律神経が存在しているため、その支配エリアが理解できれば、同じ支配エリアに刺激を加えることで体性内臓反射を引き起こし、症状が改善します。なお、各臓器を調整するには、①臓器支配エリアの夾脊穴、②臓器支配エリアのデルマトーム領域、③臓器支配エリアのミオトーム領域、④臓器支配エリアのスケルトーム領域の4つがあります。また、皮膚よりも筋肉まで刺激をしたほうが内臓を調整しやすいことも知られています。これが、**背部兪穴や特効穴の鍼刺激により内臓機能を調整する際のメカニズムです**。

第4章　痛みを治療しよう

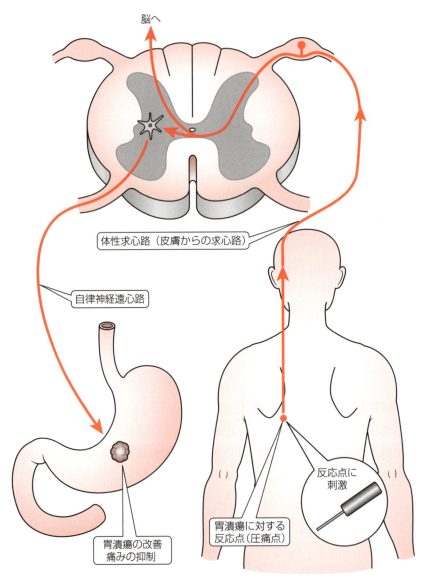

図4-10：体性自律神経反射を介した内臓調節メカニズム（胃潰瘍の例）

【 角質細胞を介した免疫・内分泌調整 】
　皮膚にある角質細胞（ケラチノサイト）が刺激されると、NO（一酸化炭素）が放出され、

脳の視床下部を刺激してβエンドルフィンを放出させるとともに、脾臓を刺激してNK（ナチュラルキラー細胞）を活性化することが知られています。そのため、**皮膚への触刺激や擦過刺激は、鎮痛を起こすとともに、免疫細胞を活性化させ、免疫力を向上させます**。これが、**小児鍼などによる痛みの抑制の際のメカニズム**です。

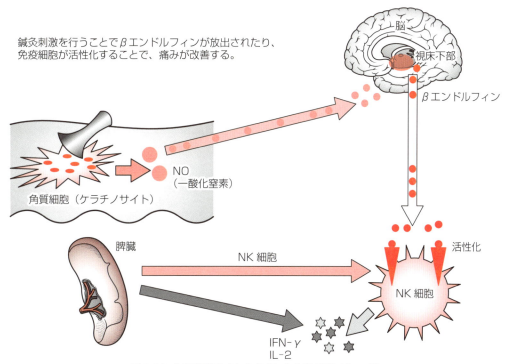

図4-11：角質細胞を介した免疫・内分泌調整メカニズム

【 神経伝達物質を介した作用 】

痛みが慢性化すると気分が落ち込み、不安や恐怖心が芽生え、それらがうつなどを引き起こすことで強固な痛みの悪循環を形成します。そこで全身の鍼刺激により、セロトニンやノルアドレナリン、ドーパミンなどの神経伝達物質を増加させます。特に、セロトニンはうつなどの気分や鎮痛と、またノルアドレナリンは情動と、さらにドーパミンは運動や情動と関係があるから、鍼刺激によりこれらの伝達物質が増えれば、痛みに関連したさま

ざまな症状が改善するものと考えられています。

具体的にどのような刺激頻度がよいのかについては明確ではありません。しかし、**動物実験では鍼通電が多いことから、脳への影響が強い四肢に鍼通電を行うことが効率的である**と考えられています。これが、**鍼治療で気分や情動が改善する際のメカニズム**です。

3 鍼灸の治効機序を治療に生かす

鍼灸の治効機序が再確認できたところで、次にこれらの治効機序を元に治療パターンを組み立てていきます。鍼灸治療で痛みを改善するためには、これまで示したいずれかの機序を働かせる必要があります。それぞれの機序が働くための刺激の部位や方法がある程度決まっています。**効率的に痛みを抑えるためにはどの機序を使って、どのような鎮痛を起こすべきかを考える必要があります。**

鍼灸治療による鎮痛は、①**治療部位**、②**治療手技**の2つの要素を組み合わせて痛みを抑制します。そこで、治療部位と手技ごとに、治療パターンを考えてみましょう。

3-1 治療部位による違い

【A. 疼痛局所への刺激】

疼痛局所への治療では、**圧痛、硬結などの反応点、モーターポイントなどが治療部位として使われます**。これらの部位に鍼灸治療を行う場合には、主に次ページにある機序が働きます。なお、同じ部位でも刺激する神経の種類によって働く機序が異なるため、注意が必要です。

表4-3：刺激する線維と必要な刺激

刺激線維	必要な刺激	治療手技
Aβ線維	触圧刺激	接触鍼・置鍼
Aδ線維	鋭い痛み	鍼（鋭い鍼）・灸（高温）
C線維	鈍い痛み	鍼（響きのある鍼）・灸（低温）・鍼通電

【 痛みがあるところに刺激をする治療 】

鎮痛系

オピオイド受容体を介した鎮痛
刺激神経　：Ａβ・Ａδ・Ｃ線維
治療部位　：炎症部位周囲
治療手技　：軽微な刺激（深部への刺激は行わない）

アデノシンA1受容体を介した鎮痛
刺激神経　：Ａδ・Ｃ線維を賦活
治療部位　：圧痛・硬結・反応点などに行う
治療手技　：雀啄・響くような手技

ゲートコントロール説
刺激神経　：Ａβ線維
治療部位　：圧痛・硬結・反応点などに行う
治療手技　：置鍼（直刺・横刺）接触鍼（鍉鍼・小児鍼）

鎮痛系以外

Ia、Ib抑制を介した筋緊張の緩和
刺激神経　：Ａβ線維
刺激部位　：起始部・停止部（筋腱移行部）・モーターポイント
治療手技　：置鍼・鍉鍼

血流改善
刺激神経　：Ｃ線維
刺激部位　：圧痛点・硬結・反応点
治療手技　：雀啄・響くような手技

その他

　疼痛局所でも、痛みの部位がデルマトームやミオトーム上であれば脊髄性の鎮痛や同一分節の内臓にも賦活されます。また、四肢や顔面部であれば脳性の鎮痛、抗重力筋であれば自律神経系など、他の機序も働く可能性があります。

疼痛局所に治療を行った際に賦活される治効機序9種類をまとめると次のようになります。

表4-4：疼痛局所を使って治療を考える

原因部位	治効機序	治療部位	刺激神経	深さ
末梢組織レベル	Ia、Ib抑制を介した筋緊張の緩和	起始部停止部・モーターポイント	Aβ線維	皮膚・筋
	血流改善	疼痛局所・周囲	C線維	目的部位
	オピオイド受容体を介した鎮痛	炎症周囲（触）	Aβ線維	皮膚・筋
	アデノシンA1受容体を介した鎮痛	疼痛局所	C線維	目的部位
	ゲートコントロール説	デルマトーム・ミオトーム	Aβ線維	皮膚・筋
	下行疼痛抑制系	疼痛局所（四肢＞体幹）	Aδ・C線維	筋膜・筋
	自律神経の調整	抗重力筋の緊張緩和	すべて	筋膜・筋
	体性自律神経反射を介した内臓調節	分節臓器	すべて	筋＞皮膚
	角質細胞を介した免疫・内分泌調整	疼痛局所	Aβ線維	皮膚

疼痛局所を用いて治療する際には、9種類の治療パターンがあります。どの治療パターンを用いるのかで、使われる手技や道具が異なります。

【B. 遠隔部への刺激】

遠隔部、特に経絡の流注（順経取穴）や五行穴（炎症には榮穴、急性痛には郄穴、慢性痛には絡穴）・八会穴などの四肢のツボ、顔面部など、疼痛局所以外に鍼灸治療を行った場合には、主に次の機序が働くと考えられています。なお、同じ部位でも刺激される神経の種類に機序も異なるため、注意が必要です（表4-3参照）。

【 遠隔部に刺激をする治療 】

同一分節（痛みがある部位と同じ脊髄分節）

鎮痛系

ゲートコントロール説
刺激神経　：Aβ線維
治療部位　：圧痛・硬結・反応点、夾脊穴などに行う
治療手技　：置鍼（直刺・横刺）接触鍼（鍉鍼・小児鍼）

鎮痛系以外

体性自律神経反射を介した内臓調節
刺激神経　：Aβ・Aδ・C線維を賦活
刺激部位　：デルマトームやミオトーム上の圧痛・硬結・反応点、さらには背部兪穴などに行う
治療手技　：皮膚よりも深部組織への鍼が有効

異分節（痛みがある部位とは関係ない脊髄分節）

鎮痛系

下行疼痛抑制系
刺激神経　：Aδ・C線維
刺激部位　：圧痛・硬結・反応点などに行う
治療手技　：雀啄・響くような鍼

鎮痛系以外

自律神経の調整
刺激神経　：Aβ・Aδ・C線維を賦活
刺激部位　：抗重力筋
治療手技　：皮膚よりも深部組織への鍼が有効

神経伝達物質を介した作用
刺激神経　：(Aβ)・Aδ・C線維を賦活
治療部位　：四肢や顔面部の圧痛点・硬結・反応点などに行う
治療手技　：皮膚よりも深部組織への鍼が有効

角質細胞を介した免疫・内分泌調整
刺激神経　：(Aβ)・Aδ・C線維を賦活
治療部位　：全身の皮膚
治療手技　：擦過刺激

遠隔部に治療を行った際に賦活される治効機序6種類をまとめると次のようになります。

表4-5:遠隔部を使って治療を考える

原因部位	治療目的	治療場所	刺激神経	深さ
脊髄レベル	ゲートコントロール説	デルマトーム・ミオトーム	Aβ線維	皮膚・筋
		夾脊穴	Aβ線維	筋
	体性自律神経反射を介した内臓調節	臓器関連エリア	すべて	筋＞皮膚
脳レベル	角質細胞を介した免疫・内分泌調節	全身（触・擦）	Aβ線維	皮膚
	自律神経の調節	抗重力筋	すべて	筋
	神経伝達物質を介した作用	四肢末端	Aδ・C線維	筋
		顔面部	すべて	筋
	下行疼痛抑制系	四肢末端	Aδ・C線維	筋
		顔面部	すべて	筋

3-2 治療手技による違い

鍼灸治療では、さまざまな治療法が存在しています。そこで、治療手技（道具）による治効機序の違いについてもまとめておきます。

> **接触鍼（ローラ鍼・鍉鍼・擦過鍼など）**
>
> 刺激神経：Aβ線維
> 疼痛（炎症）局所　→　オピオイド受容体を介した鎮痛・血流改善
> デルマトームエリア　→　ゲートコントロール説
> 全身の皮膚　→　角質細胞を介した免疫・内分泌調整
>
> **置鍼・鍼通電（低刺激）**
>
> 刺激神経：Aβ線維
> 疼痛（炎症）局所　→　オピオイド受容体を介した鎮痛・Ia、Ib抑制を介した筋緊張の緩和
> 抗重力筋　→　自律神経の調節
> デルマトームエリア　→　ゲートコントロール説
> 四肢末端　→　自律神経の調整・自律神経の調整
>
> **雀啄・灸・鍼通電（強刺激）**
>
> 刺激神経：Aδ線維・C線維
> 疼痛（炎症）局所　→　オピオイド受容体を介した鎮痛・血流の改善・筋緊張の緩和
> 抗重力筋　→　自律神経の調節
> デルマトームエリア　→　ゲートコントロール説・自律神経の調節
> 四肢末端　→　下行疼痛抑制系・神経伝達を介した作用・自律神経の調節

　なお、痛みが強い患者では鍼や灸を行えないことがあるため、接触鍼を行った場合に賦活される機序について以下にまとめてみます。

表4-6：接触鍼を使って治療を考える

原因部位	治療目的	治療場所
末梢組織レベル	Ia、Ib抑制を介した筋緊張の緩和	起始部停止部・モーターポイント
	血流の改善	疼痛周囲
	オピオイド受容体を介した鎮痛	炎症部位
	ゲートコントロール説	デルマトーム・ミオトーム（鍉鍼）
脊髄レベル	ゲートコントロール説	夾脊穴、デルマトーム・ミオトーム
脳レベル	角質細胞を介した免疫・内分泌調整	全身（擦過鍼）
	自律神経の調整	抗重力筋（鍉鍼）
	神経伝達物質を介した作用	四肢末端・顔面部
	下行疼痛抑制系	四肢末端（鍉鍼）

4 レベル別治療〜末梢組織レベルの治療〜

　ここからは実際に、レベル別に治療を確認していきます。
　痛みが末梢組織レベルの場合、痛みの原因組織（2章Step2）を見極め、その部分に直接アプローチをする治療を行います。主に急性痛の場合が、末梢組織レベルの治療となります。具体的な機序としては、鎮痛系を介した鎮痛作用として、末梢組織レベル、脊髄レベルの鎮痛機序が、鎮痛以外を介した作用として、Ia、Ibを介した筋緊張緩和や局所の血流改善が主に関与して痛みを改善します。

4-1　皮膚が原因の痛み

　「皮膚がピリピリする」という痛みを訴えているケースで、発赤、湿疹、擦過痕、またはアロディニアなど皮膚に何らかの病変や症状がある場合は、障害皮膚を中心にその部位を囲うように刺激を行うことが効果的です。一方、皮膚に病変や症状がない場合でも、**痛みを感じる部位が痛みの原因である**可能性が高く、その部位やその周囲に直接刺激することが多いですが、痛みの原因が何かを考えて治効機序を選びましょう。なお、刺激の種類により、痛みを悪化させてしまうことがあります。組織を損傷させるような刺激や強い刺激は避けたほうがよいです。

皮膚の痛みへの治療	
典型的な疾患例	：帯状疱疹、擦り傷など
特徴	：皮膚に擦過や発疹などの病変が認められることや、アロディニアなどの症状があることが多い
治効機序	：血流改善（局所）・オピオイド受容体を介した鎮痛・ゲートコントロール説・角質細胞を介した免疫・内分泌調整
治療部位	：障害局所
刺激方法	：物理刺激（鍼・通電・超音波・高周波）・温熱刺激・触圧刺激（マッサージ）
刺激量	：心地のよい刺激

> **症例** **皮膚が原因の痛み**
>
> **14歳女性　膝周囲の痛み**
>
> 　2週間前に部活で転倒し、膝周囲を擦りむいた。消毒などの対処をし、傷口は治ったが、擦り傷の周囲が赤く腫れたような感じになり、傷口にものが擦れたり、圧迫されると痛みが強く、膝が着けないとのことであった。診察の結果、擦り傷は治りかけているものの、発赤・腫脹がややあり、軽い圧でも痛みを生じる痛覚過敏と、触ると痛みが悪化するアロディニアが存在した。
>
> STEP 1　急性痛
> STEP 2　皮膚の痛み
> STEP 3　擦過に伴う炎症
> 　　　　判断根拠：患部の発赤・腫脹、アロディニア
> STEP 4　なし
> STEP 5　末梢組織レベル
>
> ⇒ 【診察結果】擦り傷
>
> **治療方針**
> 治療部位：傷口周囲
> 刺激方法：傷口周囲の横刺、散鍼
> 治効機序：オピオイド受容体を介した鎮痛（また、それに伴う血流の改善）、ゲートコントロール説

4-2　神経が原因の痛み

　神経の痛みは、大きく分けて、**末梢神経に関連した痛み、脊髄神経に関連した痛み、脳神経に関連した痛み**の3つに分類できます。脊髄神経や脳神経に関連した痛みは、たとえ急性痛であっても、脊髄レベル、脳レベルの痛みの治療がそれぞれ必要なため、脊髄レベルの治療、脳レベルの治療で解説します。

　末梢神経に関連した痛みは、末梢神経が支配している領域に痛みが認められるのが特徴で、その**原因は神経損傷か神経絞扼の2つに絞られます。**

　神経の損傷に関しては、ゲートコントロール説や下行疼痛抑制系により、痛みをブロックすることが可能です。また、**損傷神経への通電が効果的で、中枢側を＋、障害側を－に**

して刺激すると、**電気刺激に伴い、神経が再生する**ことが知られています。そのため、神経の損傷がある場合は、**チネル徴候が認められる領域の上下に鍼を行い、電気刺激を行うことがよい**です。

　一方、神経が絞扼されているような場合は、斜角筋症候群や梨状筋症候群のように筋肉などの緊張により絞扼されている場合と、肋鎖症候群や手根管症候群のように筋肉以外の要因で絞扼されている場合があります。**筋肉で絞扼されている場合は、その筋肉が緊張すると、痛みやしびれが再現することから、該当筋肉の筋緊張の緩和が治療の目的となります。**また、筋肉以外の絞扼でも、その周囲の緊張や血流が改善すれば症状も変化するため、**絞扼部位やその周囲を刺激する**ことが効果的です。

神経が原因の痛み（末梢神経が原因の痛み）の治療

特徴	末梢神経に支配された領域
治効機序	ゲートコントロール説・下行疼痛抑制系の賦活に伴う脊髄後角の抑制・Ia、Ib抑制を介した筋緊張の緩和・血流改善（局所）・（神経再生の促進をする通電）
治療部位	①絞扼している筋肉の起始部・停止部 ②絞扼している部位
刺激方法	物理刺激（鍼・通電・超音波・高周波）・温熱刺激・触刺激（マッサージ）
刺激量	弱い刺激、ただし神経損傷の場合は直流の電気刺激が効果的

症例 神経が原因の痛み

45歳女性　左第1〜2指手掌側の痛み

　2ヵ月前から左第1〜2指手掌側の痛みに腫れぼったいようなじんじんした痛みが出現した。痛みは、掃除機をしたり、ぞうきんを絞ったときに悪化するため整形外科を受診したが、頚椎には問題がないとのことで、湿布をもらうだけであった。しかしながら、痛みがある指先に湿布を貼っても痛みは変化しないことから、鍼灸院に来院した。検査の結果、左手の回内時に痛みは増強、左第1〜2指が軽度屈曲していた。

STEP 1　急性痛
STEP 2　神経の痛み（腫れぼったいじんじんした痛み）
STEP 3　絞扼性神経障害・円回内筋症候群
　　　　判断根拠：肘回内で痛み増強、第1〜2指の屈曲
STEP 4　なし
STEP 5　末梢組織レベル（正中神経）

⇒ 【診察結果】
円回内筋症候群

治療方針
治療部位：円回内筋（起始部・停止部への鍼治療）
刺激方法：置鍼
治効機序：Ⅰa、Ⅰb抑制を介した筋緊張の緩和

4-3　筋肉が原因の痛み

　末梢組織レベルの筋肉の痛みのなかでも、「A. 明らかな筋肉に損傷（炎症）がある場合」、「B. 明らかな損傷（炎症）がない場合」で治療法が異なります。

【A. 明らかな損傷（炎症）がある場合】

　基本的に、筋肉に明らかな炎症がある場合は、炎症のある部位に痛みがあります。痛みがある部位に「熱感・発赤・腫脹」の3大徴候がないかを確認して、ある場合は、炎症部位やその周囲を中心に治療を行います。

A. 明らかな損傷（炎症）のある筋肉の痛み

典型的な疾患例	：外傷・スポーツ傷害など
特徴	：障害局所に「熱感・発赤・腫脹」の3大徴候が認められる
治効機序	：Ia、Ib抑制を介した筋緊張の緩和・血流改善（局所）・下行疼痛抑制系（四肢の筋肉の場合）・ゲートコントロール説・下行疼痛抑制系の賦活に伴う脊髄後角の抑制
治療部位	：損傷の周囲
刺激方法	：物理刺激（鍼・通電・超音波・高周波）・冷刺激・触刺激（マッサージ）
刺激量	：弱い刺激（痛みを伴わない）

> **症例** 明らかな損傷（炎症）のある筋肉の痛み
>
> **16歳男性　左腓腹筋部の痛み**
>
> 　昨日、サッカーの試合で下腿後面を蹴られ、痛みが出現。外見上、腫れは認められないが、青あざになっており、少し熱を持っている。検査の結果、足関節の底屈時に鋭い痛みが増強するため、歩行時に跛行が認められるが、可動域自体には問題なく、足関節底屈筋力は5である。
>
> - STEP 1　急性痛
> - STEP 2　筋肉の痛み（鋭い痛み）
> - STEP 3　筋損傷
>   　判断根拠：患部の打撲、足関節底屈で痛み（腓腹筋）
> - STEP 4　なし
> - STEP 5　末梢組織レベル
>
> ⇒ 【診療結果】腓腹筋の筋損傷
>
> **治療方針**
> 治療部位：腓腹筋周囲
> 刺激方法：置鍼、散鍼
> 治効機序：Ia、Ib抑制を介した筋緊張の緩和（また、それに伴う血流改善）、オピオイド受容体を介した鎮痛

【B. 明らかな損傷（炎症）がない場合】

　明らかな損傷や炎症がない場合は、まず痛みの原因となる筋肉を探す必要があります。筋肉の痛みの特徴は、<u>「痛みを感じている部位」と「痛みの原因となる部位」が離れていることです。</u>そのため、痛みを感じている部位を治療しても、効果が得られない可能性があります。そんなときは筋肉の中からトリガーポイントと呼ばれる索状硬結上にある圧痛部位に刺激を行うと効果的です。

　そこで、筋肉の痛みに関する診方をまとめてみます。

痛みの原因となる筋肉の検索

　筋肉の痛みの原理は、<u>「伸ばされると楽になり、短くなると痛くなる」</u>という特徴があります。そのため、この原理を利用して、①疼痛誘発動作（姿勢の状態）から把握する方法と、②可動域測定から把握する方法の2つから痛みの原因を追及するとよいでしょう。

【 痛みの原因となる筋肉の把握方法 】

①疼痛誘発動作からの検出

痛みが誘発される動作や姿勢（疼痛誘発動作）では原因となる筋肉は短くなっており、逆に楽な動作や姿勢では原因となる筋肉は伸ばされているという原理を利用します。

②可動域からの検出

可動域検査の要領を利用し、筋肉を収縮させ、痛みの原因筋を見つける方法です。なお、筋肉の運動には、他動・自動・抵抗運動の3運動があるが、診察時に痛みが強い場合は他動的に、痛みがあまり強くないときは自動、ある動作のみで痛い場合は抵抗運動を行うこととし、痛みが生じる動作を探し、その動作に関連する主動作筋を治療します。なお、最終可動域付近が最も痛くなるので、測定はその患者が持つ最終可動域付近まで測定することが基本です。

トリガーポイントの触診

トリガーポイントは筋・腱移行部（起始部・停止部）か、筋腹（経穴の位置）に多く存在することから、これらの部位を中心に触診します。

触診では、筋腱移行部や筋腹から硬結を探し、その索状硬結に対して斜めの方向（時計の2時・10時の方向）から圧迫した際に、症状が再現する部位をトリガーポイントとします。ただし、症状の再現を確認するには、ある程度の熟練が必要です。まずは**硬結上の圧痛部位に刺激を行う**ようにしましょう。なお、技術の詳細は『はじめてのトリガーポイント鍼治療』（医道の日本社）を参考にしてください。

B. 明らかな損傷（炎症）のない筋肉の痛み

典型的な疾患例	：筋筋膜性疼痛症候群など
特徴	：デルマトームや末梢神経エリアにあてはまらない痛みを訴える
治効機序	：Ia、Ib抑制を介した筋緊張の緩和・血流改善（局所）
治療部位	：①原因筋の起始部・停止部 ②原因筋上の経穴（筋腹付近）
刺激方法	：①物理刺激（鍼・通電・超音波・高周波）・温熱刺激・触刺激（マッサージ）・運動（ストレッチ） ②物理刺激（鍼・通電・超音波・高周波）・温熱刺激・触刺激（マッサージ）
刺激量	：弱い刺激（痛みを伴わない）

症例　明らかな損傷（炎症）のない筋肉の痛み

35歳女性　右腰痛（脊柱起立筋部）

2週間前から右起立筋部に重だるい痛みが出現。痛みは座っているときに強く、特に立ち上がるときには激痛が生じ、立ったままだと楽である。整形外科では、腰部に特に問題がなく、神経学的な異常もない。思い当たる原因としては、2週間前に引っ越しを行い、中腰姿勢で作業を長時間したことくらいしかない。診察の結果、股関節屈曲時に痛みが増強した。

- STEP 1　急性痛
- STEP 2　筋肉の痛み（重だるい痛み、脊柱起立筋部）
- STEP 3　筋筋膜疼痛症候群
  - 判断根拠：股関節屈曲で痛みが増強（腸腰筋）
- STEP 4　なし
- STEP 5　末梢組織レベル

⇒ 【診察結果】筋筋膜疼痛症候群（腸腰筋）

治療方針
- 治療部位：腸腰筋
- 刺激方法：置鍼
- 治効機序：Ia、Ib抑制を介した筋緊張の緩和（また、それに伴う血流改善）

4-4　椎間板・靱帯が原因の痛み

　椎間板や靱帯など、軟部組織に伴う痛みは、筋肉と同様に遠隔部に関連痛を誘発することが知られています。しかしながら、椎間板や靱帯を調べるための明確な検査方法は少ないため、痛みの原因を把握することはとても難しいです。たとえ他の痛みが除外されても、なお痛みの原因が見つからないような場合、椎間板や靱帯の痛みを選択肢として考えるほうがよいです。特に、椎間板や靱帯が圧迫や刺激されるときに痛みが再現されやすいです。負荷テストを行い、痛みが再現された場合、血流改善やオピオイド受容体を介した鎮痛、Ia、Ib抑制を介した筋緊張の緩和、ゲートコントロール説を目的に、椎間板や靱帯、またはその周囲に刺激を行いましょう。

椎間板・靱帯の痛み

- **典型的な疾患例**：腰椎椎間板症、靱帯損傷など
- **特徴**：障害された椎間板や靱帯が圧迫などの刺激が加わったときに痛みが再現する。
- **治効機序**：血流改善（局所）・ゲートコントロール説・Ia、Ib抑制を介した筋緊張の緩和・下行疼痛抑制系の賦活に伴う脊髄後角の抑制

※椎間板や靱帯と筋緊張緩和には、直接的には関係ありませんが、椎間板や靱帯周囲の筋緊張が緩和すると負荷が減り、症状が改善することがあります。

- **治療部位**：障害局所
- **刺激方法**：物理刺激（鍼・通電・超音波・高周波）・温熱刺激
- **刺激量**：指定なし

> **症例　椎間板・靱帯の痛み**
>
> **65歳男性　左殿部から大腿の痛み**
>
> 　数ヵ月ほど前から、左殿部から大腿にかけて重だるい痛みが出現。長時間立っていたり、椅子に座っていると痛みが強くなる。下肢にはしびれはないが、重たい荷物を持つなどの動作ができないため、整形外科を受診したところ、年齢相応の変化で、特に痛みの原因はないと言われて、鍼灸院に来院した。診察の結果、SLRテストは陰性で、神経学的の所見は存在しなかった。しかし、胸腰椎を後屈、または後側屈した際に痛みが増強、第2〜4腰椎の外方に圧痛が存在した。
>
> STEP 1　急性痛
> STEP 2　椎間板・靱帯の痛み（重だるい痛み）
> STEP 3　腰椎椎間板症
> 　　　　判断根拠：SLRテスト（陰性）、胸腰椎の後屈、後側屈時に痛み増強
> STEP 4　なし
> STEP 5　末梢組織レベル
>
> ⇒【診察結果】腰椎椎間板症
>
> **治療方針**
> 治療部位：第2〜4腰椎夾脊穴
> 刺激方法：置鍼
> 治効機序：血流の改善、Ia、Ib抑制を介した筋緊張の緩和（また、それに伴う血流改善）

4-5　関節が原因の痛み

関節の痛みは、炎症の有無で治療方法が異なります。

【A. 明らかな炎症所見がある場合】

　関節に明らかな炎症がある場合は、関節そのものへのアプローチが必要となります。基本的に、痛みを生じている関節に「熱感・発赤・腫脹」の3大徴候がないかを確認し、ある場合は、炎症部位を軽く刺激するような治療を行います。ただし、**関節周囲はデリケートなゾーンであることから、鍼など深部への刺激の際は、細心の注意が必要です。**

A. 明らかな炎症所見のある関節の痛み

典型的な疾患例	：変形性膝関節症・関節リウマチなど
特徴	：障害関節に「熱感・発赤・腫脹」の3大徴候が認められる。特に腫脹が重要である。
治効機序	：血流改善（局所）・オピオイド受容体を介した鎮痛・Ia、Ib抑制を介した筋緊張の緩和・ゲートコントロール説・下行疼痛抑制系の賦活に伴う脊髄後角の抑制
治療部位	：損傷関節とその周囲
刺激方法	：物理刺激（鍼・通電・超音波・高周波）・冷刺激・温熱刺激・触刺激（マッサージ）
刺激量	：弱い刺激（痛みを伴わない）

症例　明らかな炎症所見がある関節の痛み

48歳女性　右膝の痛み

3日ほど前に友人と山登りをし、それ以来、膝全体にズキズキとした痛みが出現。特に膝の曲げ伸ばしが痛いために、あまり歩くことができない。検査の結果、右膝に熱感があり、腫れていた。関節可動域は全方向で痛みを生じるが、変形などはない。

- STEP 1　急性痛
- STEP 2　関節の痛み（ズキズキした）
- STEP 3　関節炎
  - 判断根拠：膝関節の熱感、腫脹
- STEP 4　なし
- STEP 5　末梢組織レベル

⇒【診察結果】膝関節の関節炎

治療方針
- 治療部位：膝関節周囲
- 刺激方法：散鍼、または灸
- 治効機序：血流の改善、オピオイド受容体を介した鎮痛（また、それに伴う血流改善）

【B. 明らかな炎症所見がない場合】

　関節に明らかな炎症がない場合は、関節の退行変性や成長時痛など、関節そのものの構造的な変化による痛みと考えられます。特に、退行変性では動き始めの痛み（starting pain）が特徴的であり、しばらく動くと痛みが消失するのがポイントです。また、関節の痛みでは、筋肉の痛みとは異なり、どの方向に動かしても痛みが認められることが多く、関節裂隙部などに圧痛が認められるのが特徴です。

　そのため、<u>関節部を温めたり、刺激することで、血流を改善させ、動きをよくするとともに、痛みを改善させる</u>ことが必要となります。

b. 明らかな炎症所見のない関節の痛み

典型的な疾患例	：変形性膝関節症など
特徴	：障害関節の動作開始時に痛みがある。全運動方向に痛みが認められる。関節裂隙部など、関節部分に圧痛を伴う。
治効機序	：血流改善（局所）・Ia、Ib抑制を介した筋緊張の緩和（また、それに伴う血流改善）※

※関節の痛みと筋緊張緩和は、直接的には関係ありませんが、関節周囲の筋肉が動きやすくなると関節の血流も増えるため、症状が改善することがあります。

治療部位	：①損傷関節 ②障害関節の周囲
刺激方法	：①物理刺激（鍼・通電・超音波・高周波）・温熱刺激・運動 ②物理刺激（鍼・通電・超音波・高周波）・温熱刺激・触刺激（マッサージ）・運動
刺激量	：弱い刺激（痛みを伴わない）

> **症例** 明らかな炎症所見のない関節の痛み
>
> **68歳女性　左膝痛**
>
> 　1ヵ月前から思い当たる原因がなく、左膝内側に痛みが出現。痛みは屈伸動作や階段の昇降時の動き始めにズシンとした痛みが強いが、少し動くと痛みは楽になる。診察の結果、膝に熱感、腫脹はないが、左膝は5°屈曲、膝蓋骨のざらつきがある。
>
> ```
> STEP 1  急性痛
> STEP 2  関節の痛み
> STEP 3  変形性膝関節症
>         判断根拠：熱感、腫脹なし、左膝屈曲5°、膝蓋骨ざらつき（陽性）
> STEP 4  なし
> STEP 5  末梢組織レベル
> ```
> 【診察結果】変形性膝関節症
>
> **治療方針**
> 治療部位：膝、膝周囲筋肉
> 刺激方法：鍼通電、または置鍼、灸
> 治効機序：Ia、Ib抑制を介した筋緊張の緩和（また、それに伴う血流改善）

4-6　内臓が原因の痛み

　内臓の痛みは、原因となる組織の機能により症状も異なります。消化器系の疾患に関連した痛みであれば、食前・食後や排便時など消化機能に関連して痛みが出現します。子宮や卵巣などに関連した痛みであれば、生理周期とともに変化することが知られています。また、痛みは臓器そのものに起こるというよりは、関連痛として障害臓器と同じ分節エリアに痛みが広がることが知られています。そのため、**痛みの部位（デルマトーム）や圧痛などの反応がある傍脊柱部から、その支配領域と同じ領域に支配されている臓器に障害があることが予想できたり、逆に障害されていると予想される臓器から、その臓器が支配されている傍脊柱部やデルマトーム領域に刺激することで治療が行えたりします**（図4-12）。なお、複数の臓器に症状が存在したり、痛みの部位や傍脊柱部の反応が広範囲に認められる場合は、末梢組織レベルではなく、脊髄・脳レベルの問題と考えましょう。

内臓の痛み

典型的な疾患例	：狭心症・尿路結石・膵炎・子宮筋腫など
特徴	：臓器が支配されている神経エリア（デルマトーム・ミオトーム）に痛みが出現。臓器特性に伴う痛み。
治効機序	：体制自律神経反射を介した内臓調節・自律神経の調節・ゲートコントロール説・下行疼痛抑制系の賦活に伴う脊髄後角の抑制
治療部位	：①障害臓器に関係するデルマトーム・ミオトームエリア ②障害臓器に関連する傍脊柱部
刺激方法	：①物理刺激（鍼・通電・超音波・高周波）・温熱刺激 ②物理刺激（鍼・通電・超音波・高周波）・温熱刺激・触圧刺激（マッサージ）・運動
刺激量	：指定なし（灸が効果的なことが多い）

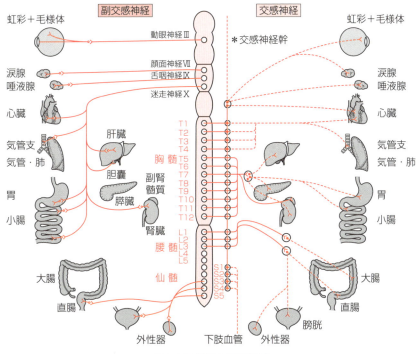

図4-12：臓器の支配領域

> **症例** 　**内臓の痛み**
>
> **54歳男性　右肩痛**
>
> 　１ヵ月ほど前から思い当たる原因なく、右肩全体に重だるい痛みが出現。肩関節や頚部の動きで痛みが強くなることはほとんどないが、夜などに重だるさが増すことがある。友人に五十肩ではないかと指摘され、鍼灸院に来院した。診察の結果、肩関節や頚部の可動域は正常で、痛みも出現しない。また、肩の痛みは夜間だけでなく、食後に多く、食欲不振気味である。また、右季肋部や背部に圧痛が存在していた。
>
> STEP 1　急性痛
> STEP 2　内臓の痛み（右肩全体に重だるい）
> STEP 3　胆嚢炎
> 　判断根拠：右季肋部の圧痛、食後に痛みが増加、食欲不振気味
> STEP 4　なし
> STEP 5　末梢組織レベル
>
> 　⇒　【診察結果】胆嚢炎
>
> **治療方針**
> 治療部位：背部圧痛部
> 刺激方法：置鍼、灸
> 治効機序：体性自律神経反射を介した内臓調節
> ※右季肋部や、背部の痛みが強い場合は、医師の診察をすすめる必要があります。

4-7　骨が原因の痛み

　骨の痛みには、骨折などの損傷によって起こる痛みと、骨粗鬆症など骨の融解などによって起こる痛みの２つに分類されます。

　いずれの痛みも叩打痛があるために、障害部位を叩打することで痛みの原因部位が明確となります。ただし、融解時の痛みは重だるく鈍い痛みのために、筋肉や内臓などの痛みと区別が付きにくいのが特徴です。

　治療には、骨折部や融解部付近の血流を改善させることが有効です。障害部位が明確な場合は、骨折部にマイナス極を置き、電流を流すと骨折の治癒が促進するとの報告もあります。オピオイド受容体を介した鎮痛（また、それに伴う血流の改善）やゲートコントロール説を賦活することも可能です。しかし痛みが軽減すると動くようになり、逆に骨の障害が拡大することもあるため、注意が必要です。

骨の痛み

典型的な疾患例	：骨折・骨粗鬆症など
特徴	：障害部位に重だるい痛みがあり、荷重時やその骨が関係するあらゆる運動方向で痛みが認められる。
治効機序	：血流改善（局所）・Ia、Ib抑制を介した筋緊張の緩和・オピオイド受容体を介した鎮痛・（骨再生の促進をする通電）
治療部位	：障害骨とその周囲
刺激方法	：物理刺激（鍼・通電・超音波・高周波）・温熱刺激・固定
刺激量	：特になし、骨折の場合は、直流の電気刺激が効果的

症例　骨の痛み

82歳女性　腰痛

　1ヵ月前から思い当たる原因がなく、第3～5腰椎の棘突起あたりが重だるく痛く、座ったり立ったりすると痛みが増強するため、安静にしている。また、痛みは深夜でもあり、背中の重だるさが強くて寝られないこともある。診察の結果、腰部の動きは痛みにより全て障害されていた。また、第3～5腰椎の棘突起の叩打痛が認められた。

- STEP 1　急性痛
- STEP 2　骨の痛み
- STEP 3　圧迫骨折
  - 判断根拠：第3～5腰椎の棘突起の叩打痛、腰痛の全方向で痛み
- STEP 4　なし
- STEP 5　末梢組織レベル

⇒【診察結果】腰椎圧迫骨折

治療方針
- 治療部位：第3～5腰椎の棘突起周辺
- 刺激方法：灸頭鍼、灸
- 治効機序：オピオイド受容体を介した鎮痛（また、それに伴う血流の改善）

3-8　精神が原因の痛み

精神的な痛みの場合は、急性痛であっても、脳レベルの治療が必要になります。詳しくは、脳レベルの治療の項目にて解説します。

【 末梢組織レベルの治療のまとめ 】

痛みの原因に対する治療部位とその原理をまとめます。末梢組織レベルの治療をする際に参考にしてください。

表4-7：末梢組織レベルの治療を痛みの原因から考える

原因組織	主な治療場所	主な治効機序
皮膚	障害周辺	血流改善（局所）・オピオイド受容体を介した鎮痛・ゲートコントロール説・角質細胞を介した免疫・内分泌調整
神経	支配神経エリア・絞扼・緊張部	ゲートコントロール説・下行疼痛抑制系の賦活に伴う脊髄後角の抑制・Ia、Ib 抑制を介した筋緊張の緩和・血流改善（局所）・（神経再成の促進をする通電）
筋肉	トリガーポイント	Ia、Ib 抑制を介した筋緊張の緩和・血流改善（局所）・下行疼痛抑制系（四肢の筋肉の場合）・ゲートコントロール説・下行疼痛抑制系の賦活に伴う脊髄後角の抑制
椎間板・靱帯	障害局所・周囲	血流改善（局所）・ゲートコントロール説・Ia、Ib 抑制を介した筋緊張の緩和・下行疼痛抑制系の賦活に伴う脊髄後角の抑制
関節	関節周囲（関節裂隙部）	血流改善（局所）・オピオイド受容体を介した鎮痛・Ia、Ib 抑制を介した筋緊張の緩和・ゲートコントロール説・下行疼痛抑制系の賦活に伴う脊髄後角の抑制
内臓	臓器の支配神経エリア	体性自律神経反射を介した内臓調節・自律神経の調節・ゲートコントロール説・下行疼痛抑制系の賦活に伴う脊髄後角の抑制
骨	骨折部位やその周辺	血流改善（局所）・Ia、Ib 抑制を介した筋緊張の緩和・オピオイド受容体を介した鎮痛・（骨再成の促進をする通電）
精神	抗重力筋・四肢末端	下行疼痛抑制系・神経伝達物質を介した作用・角質細胞を介した免疫・内分泌調整・自律神経の調節

5 レベル別治療〜急性から慢性に〜

5-1 急性から慢性化への移行と治療

はじめは急性痛で末梢組織レベルの痛みでも、脊髄レベル、脳レベルに病態が移行していくことがあります。これは、**神経の可塑的変化**と呼ばれ、脊髄や脳でのシナプスの伝達機構が変化し、神経の興奮なしで伝達物質が放出されていることを示しています。この神経の可塑的変化には神経膠細胞であるミクログリアとアストログリアが関与していることが近年報告されています。そのため、急性痛だからといって**末梢組織に対して治療を行っても改善しないことも多いと思われます。**

急性痛の末梢組織レベルの痛みでも、**①痛みが長期間続いたとき、②痛みが広範囲に生じたとき、③激しい痛みが生じた場合の3つの条件のいずれかに該当すると、急性痛とは様相が大きく異なり、痛み以外の不定愁訴が増える慢性痛症という病態になる**と思われます。慢性痛症になっているかどうかは、**2章Step5で痛みの範囲・不定愁訴を確認することでおおよそ予想することができます。**なお、不定愁訴が脊髄分節に限局している場合は脊髄レベルの問題となっており、全身性に存在している場合は脳レベルの問題と考えられます。そのような状態に対しては、末梢組織レベルの治療よりは、脊髄や脳レベルへの治療が必要です。

それに対し、**痛みが長期間続いても局所的で、末梢組織の痛みだけが長く続く場合**もあります。これは、**狭義の慢性痛**（p.22参照）と考えられ、期間的に痛みは慢性化していますが、急性痛と病態は大きく変わってはいないものと考えられます。この場合は、脊髄や脳に対する治療を行うのではなく、末梢組織レベルの治療を続けることも可能です。

5-2 急性痛の延長としての慢性痛の治療

局所的な痛み以外に、痛みの広がりや不定愁訴がない場合には、急性痛の延長として慢性痛を捉えます。そのため、痛みが長期にわたっていてもStep5で脊髄レベル・脳レベルの症状にあてはまらなければ、急性痛と同じように各組織の治療を行いましょう。ただし、Step6で示した慢性痛になりやすいイエローフラッグがあるかどうかについて、検討しておくことは大切です。イエローフラッグがある場合には、慢性痛症の予防として脊髄や脳

レベルの治療を行ったり、セルフケアなどの患者教育をあらかじめ行うようにしておきましょう。

急性痛の延長としての慢性痛

典型的な疾患例 ：変形性膝関節症、肩関節周囲炎など
特徴 ：痛みが長期間延長している以外、新たな症状などはない
治効機序 ：各組織の治療に準じる
治療部位 ：各組織の治療に準じる
刺激方法 ：各組織の治療に準じる
刺激量 ：各組織の治療に準じる

> **症例** 急性痛の延長としての慢性痛

72歳女性　右膝の痛み

　1年ほど前から思い当たる原因なく右膝の痛みが出現し、整形外科にて変形性膝関節症と診察された。リハビリで運動をすることで痛みは若干軽減したが、最近になり動き始めの痛みが強くなったため、鍼灸院に来院した。

　診察の結果、痛みの部位や範囲は変化していないが、動き始めや屈伸時に痛みが強く、右膝関節が5°屈曲していた。また、睡眠や気分などの障害はないものの、痛みが強いことからなるべく動かないようにしているとのことであった。

- STEP 1　慢性痛
- STEP 2　関節の痛み
- STEP 3　慢性の変形性膝関節症
  - 判断根拠：1年以上経過、動作開始時痛、右膝関節5°屈曲
- STEP 4　なし
- STEP 5　末梢組織レベル（不定愁訴・他部位の痛みなし）
- STEP 6　痛みのために運動を控えている（イエローフラッグ該当）
- STEP 7　変形性膝関節症の痛みは鍼治療で軽減する可能性が高いが、動かないことは筋力の低下を導くため、定期的な運動を行うことが必要であることを説明した。

⇒ 【診察結果】変形性膝関節症

治療方針
- 治療部位：膝・膝関節周囲の筋肉
- 刺激方法：置鍼、灸
- 患者指導：膝関節の運動（大腿四頭筋訓練）と患者教育
- 治効機序：Ia、Ib抑制を介した筋緊張の緩和（また、それに伴う血流の改善）

6 レベル別治療〜脊髄レベルの治療〜

6-1 慢性化した脊髄レベルの痛み

　慢性化が進むと痛みの部位が周囲に広がったり、痛み以外に局所的な冷えや局所的な自律神経反応などさまざまな症状を生じることがあります。このように痛みの中心が脊髄レベルの場合、痛む部位はどこであっても、その中心は脊髄に存在しています。そのため、症状も障害高位と同レベルの皮膚や筋肉、さらには骨や内臓に影響が広がり、さまざまな訴えを起こします。このような状態を**慢性痛症**と呼んでいます。実際、これらをそれぞれ個別に治療しても構いませんが、障害を受けた脊髄が起こしている症状であるため、**脊髄に影響が強い脊髄性の鎮痛を賦活させる**ことが何よりも大切となります。

　脊髄レベルの鎮痛効果は、**鎮痛系を介した鎮痛作用では、①ゲートコントロール説、②下行疼痛抑制系の賦活に伴う脊髄後角の抑制、鎮痛以外を介した作用では③体性自律神経反射を介した内臓調節**の3つの機序に集約されます。

脊髄レベルの痛み治療方法（慢性）

①ゲートコントロール説
治療部位　：障害高位に関連した皮膚、筋肉、骨膜、夾脊穴
刺激線維　：Aβ線維
治療手技　：直刺や横刺による置鍼、鍉鍼や小児鍼による触刺激
その他　　：刺激強度や刺激量に依存的

②下行疼痛抑制系の賦活に伴う脊髄後角の抑制
治療部位　：四肢・顔面部の圧痛・硬結・反応点などに行う
刺激線維　：Aδ・C線維
治療手技　：雀啄・響くような鍼

③体性自律神経反射を介した内臓調節
治療部位　：障害高位に関連した皮膚、筋肉、骨膜、夾脊穴
刺激線維　：Aβ・Aδ・C線維
治療手技　：皮膚よりも深部組織への鍼が有効

症例 脊髄レベルの痛み（慢性）

33歳女性　腰痛

　1年ほど前から右腰部から殿部にかけて重だるい痛みが出現。スーパーのレジを始めた頃と重なっていたため、立ち仕事が原因と思い、定期的に整骨院などで痛みの治療をしていた。しかしながら、最近になり、重だるい痛みが腰全体に広がったこと、また生理痛がひどくなり、生理前や生理中では腰が痛く、動けないほどになったとのことで鍼灸院を受診した。

　診察の結果、痛みは腰椎の後側屈時に増強し、第5腰椎から第1仙椎の外方に圧痛点が存在していた。また、生理痛以外にも、ふくらはぎの張り感やこむら返り、足の冷えなどを最近特に自覚するようになったとのことであった。また、このまま痛みが悪化するのではないかという不安を強く訴えていた。

- STEP 1　慢性痛
- STEP 2　関節の痛み
- STEP 3　椎間関節性腰痛
  - 判断根拠：腰椎後側屈時の痛み、第5腰椎〜第1仙椎の外方に圧痛点
- STEP 4　なし
- STEP 5　脊髄レベル
- STEP 6　下肢の冷えや生理痛などの局所的な自律神経症状、不安傾向あり
- STEP 7　椎間関節性腰痛自体は鍼灸治療で軽減すると思われるが、脊髄まで痛みが及んでいるため少し時間が要することを説明し、5回ごとに治療方針の見直しを行うこととした。

⇒ 【診察結果】椎間関節性腰痛に伴う慢性痛症

治療方針
- 治療部位：椎間関節部への刺鍼、障害高位のミオトーム（腓腹筋、前脛骨筋など）
- 刺激方法：鍼通電（10Hz、10分）、置鍼、患者教育、セルフケア指導
- 治効機序：ゲートコントロール説

6-2　脊髄神経が原因の急性の痛み

　急性痛でも、椎間板ヘルニアや脊柱管狭窄症のように脊髄神経が痛みの原因の場合は、末梢組織への治療ではなく、脊髄レベルの治療が必要になります。

　急性における脊髄病変に関しては、脊髄症と神経根症（厳密には脊髄ではない）に分けられます。治療についてはいずれの場合でも、慢性化した脊髄レベルの痛みと同様に脊椎棘突起の周囲への刺激か、障害された支配神経エリアへの刺激の2つの方法があり、ゲートコントロールによる鎮痛が効果的です。

　脊椎棘突起の周囲には、脊髄やそこから分かれた神経根が存在しています。脊髄は脊柱管の中に存在していることから、神経根は棘突起の外方1～2cmあたりの椎間から神経が出ています。そのため、このあたりを刺激することが、脊髄や神経根の神経血流を改善すると考えられます。ただし、障害エリアの棘突起周囲の皮膚表面を直接刺激してもそれほど多くの神経血流が改善するとは思えないことから、障害エリアの棘突起周囲（棘間傍点：棘突起の外方－2cmの部位）の深部にある筋肉（多裂筋・回旋筋など：1～2cm）を刺激します。これが脊髄神経の後枝を刺激し、障害部位の脊髄性鎮痛を生じるとともに、同脊髄分節の血流を増加させることが効果的であると考えられます。

　一方、障害エリアが支配している神経領域を刺激することでも、障害エリアの脊髄の血流が改善します。脊髄が支配するエリアは皮膚ではデルマトーム、筋肉ではミオトーム、骨ではスケルトームと呼ばれ、それぞれに対応する皮膚や筋肉、骨を刺激することで、障害エリアの脊髄性鎮痛や血流が増加すると考えられます。

　以上のことから、脊髄の障害に関連した痛みでは、障害エリアの棘突起周囲か、支配神経領域を刺激するとよいでしょう。

脊髄神経の痛み（急性）

- 典型的な疾患例 ： 椎間板ヘルニア、脊柱管狭窄症など
- 特徴 ： デルマトームに関連した痛み
- 治効機序 ： ゲートコントロール説（また、それに伴う血流改善）
- 治療部位 ： ①棘突起周囲の組織
  ②障害神経エリアの組織
  　　皮膚：デルマトーム、筋肉：ミオトーム、骨：スケルトーム
- 刺激方法 ： ①物理刺激（鍼・通電・超音波・高周波）・温熱刺激
  ②物理刺激（鍼・通電・超音波・高周波）・温熱刺激・触圧刺激（マッサージ）・運動
- 刺激量 ： 刺激強度依存的（刺激を強くした方が効果的）

症例　神経が原因組織の痛み（脊髄神経：急性）

68歳男女性　左足裏の痛み

　数週間前から左足裏に腫れぼったいようなじんじんした痛みが出現し、歩行時も違和感があるために来院した。以前にも何度か似たような症状があり、その時は数十分で戻っていたが、今回は痛みの範囲も広く、なおかつ1週間以上続いている。また、痛みは歩行により悪化し、20分ほどで歩けなくなるが、背中を伸ばして休むと痛みは消失する。なお、以前の病院では脊柱管狭窄症と診察されたが、薬では症状がほとんど変化しなかったことから鍼灸院に来院した。

　診察の結果、左下肢の対側SLRテストが陽性で、FHLによる筋力テストは4であった。

- STEP 1　急性痛
- STEP 2　神経の痛み（腫れぼったいじんじんした痛み）
- STEP 3　S1の脊柱管狭窄症
  - 判断根拠：左対側SLR（陽性）、左FHLは4、20分後ほどで歩けなくなるが、背中を伸ばして休むと痛みは消失
- STEP 4　なし
- STEP 5　脊髄レベル

⇒【診察結果】脊柱管狭窄症に伴う痛み

治療方針
- 治療部位 ： 障害神経エリア（S1）の夾脊穴、ミオトーム（腓腹筋部）上の圧痛点
- 刺激方法 ： 鍼通電（10Hz、15分）、筋肉が軽く収縮する程度
- 治効機序 ： ゲートコントロール説（また、それに伴う血流改善）

7 レベル別治療〜脳レベルの痛みの治療〜

7-1 慢性化した脳レベルの痛み

　慢性化がさらに進むと痛みの部位が全身に広がったり、痛み以外に不眠や手足の冷え、気分低下などの症状が認められるようになります。このように痛みの中心が脳レベルの場合は、いろいろな部位に痛みが存在したり、さまざまな症状が存在しています。そのため、それぞれの痛みや症状に対して治療を行うと治療箇所が多くなり、治療プランを立てることが困難となります。そこで、このような場合には、脳に影響が強い全身性の鎮痛を起こすことが必要です。

　脳レベルの鎮痛を引き起こすには大きく分けて①下行性疼痛抑制系、②広汎性侵害抑制調節、鎮痛系以外を介した作用では、③自律神経の調節、④角化細胞を介した免疫・内分泌調整、⑤神経伝達物質を介した作用の5つがあります。

脳レベルの痛み治療（慢性）

①下行性疼痛抑制系
治療部位　：四肢・顔面部
刺激線維　：Aδ・C線維
治療手技　：雀啄・響くような鍼

②広汎性侵害抑制調節
治療部位　：全身
刺激線維　：Aδ・C線維
治療手技　：皮膚よりも深部組織への鍼が有効

③自律神経の調節
治療部位　：抗重力筋
刺激線維　：Aβ・Aδ・C線維
治療手技　：皮膚よりも深部組織への鍼が有効

④角化細胞を介した免疫・内分泌調整
治療部位　：全身の皮膚角質
刺激線維　：Aβ・Aδ・C線維（角質細胞）
治療手技　：皮膚角質の擦過など

⑤神経伝達物質を介した作用
治療部位　：四肢・顔面部
刺激線維　：Aδ・C線維
治療手技　：雀啄・響くような鍼

症例 脳レベルの痛み（慢性）

38歳女性　全身の痛み

　2年ほど前から背部から腰部にかけて重だるい痛みが出現。整形外科でぎっくり腰と言われ湿布と低周波を行ってもらった。治療直後は楽な感じはあるが、すぐに痛みが戻ってしまうとともに、次第に腰から下肢、肩へと痛みが広がってきた。また、痛みが広範囲になるのに伴い、眠れないことや下痢と便秘を繰り返すなどの症状が出現した。そのため、いろいろな病院で受診したものの、全身の痛みを生じるような原因が認められないため、鍼灸院を受診した。

　診察の結果、神経学的な所見は存在ないが、全身の各部位に圧痛点が存在していた。また、うつに関する質問項目は存在してはいないものの、不定愁訴など交感神経の亢進症状が数多く存在しており、将来に対する不安も強かった。

STEP 1　慢性痛
STEP 2　筋肉の痛み
STEP 3　線維筋痛症
　　　　判断根拠：広範囲の痛み、全身の圧痛、不眠や過敏性
　　　　　　　　　腸症候群などの不定愁訴
STEP 4　なし
STEP 5　脳レベル
STEP 6　不眠、消化器症状（下痢と便秘）、不安傾向あり
STEP 7　線維筋痛症に対しては数回の治療で痛みが軽減する短期的なエビデンスはあるが、長期的改善にはセルフケアなどを行うことが大切であることを説明し、まずは痛みを半分にすることを目標に、セルフケアを加えた総合的な治療を提案した。

⇒　【診察結果】線維筋痛症

治療方針
治療部位：四肢、抗重力筋
刺激方法：鍼通電（4Hz、15分）、置鍼、患者教育、セルフケア指導
治効機序：下行性疼痛抑制系・神経伝達物質を介した作用

7-2　脳自体に関連した急性の痛み

　急性痛でも脳自体が痛みの原因の場合は、末梢組織への治療ではなく、脳レベルの治療が必要になります。

　急性における脳レベルの痛みとしては、**脳梗塞に伴う痛みやパーキンソン病などがあり、痛みの範囲の広いのが特徴です。**そのため、痛みがある場所すべてに刺激するのは難しくなります。また、痛みの部位そのものに問題があるというよりは、脳の知覚が問題であることから、脳の血流を改善し、機能障害を回復させたり、脳内物質を調整するしかありません。そこで、**脳に影響の強い部位を考えると、感覚野は手足・顔の占める割合がとても広いことから、これらの部位に刺激をすることで脳血流を変化させることが大切となります**（p.168図4-6参照）。

　さらに、脳への伝達は、与える刺激の種類や場所により通過する経路が異なります。そのため、錐体路系をはじめとした大脳皮質の病変では、皮膚などにA線維が興奮するような触圧刺激や鋭い痛みを、また、錐体外路である大脳辺縁系・大脳基底核などの病変は、筋肉などの組織にC線維が興奮するような鈍い痛みを与えた方が効率的であると考えられます。

　一方、頭皮鍼のように、頭部に直接行う方法もあります。頭部には脳内に起因する毛細血管の枝が無数に存在しており、その枝を刺激することができれば、軸索反射的に局所の血流を改善させることができるのです。また、最近では経頭蓋磁気刺激療法（rTMS）や経皮蓋直流電流刺激（tDCS）などの頭部への磁場刺激や電気刺激が効果的であるとの報告もあります。そのため、脳の機能局在をもとに、障害部位を特定し、そのエリアを刺激するのも効果的です。

脳自体に関連した神経の痛み

典型的な疾患例　：脳梗塞後の痛みやパーキンソン病に伴う痛みなど
特徴　　　　　　：広範囲な痛み（身体の半身など）
治効機序　　　　：下行疼痛抑制系（また、それに伴う血流の改善）
治療部位　　　　：①感覚野の中で広い領域を占めている手足や顔面部
　　　　　　　　　②障害エリア局所の刺激を行う
刺激方法　　　　：①物理刺激（鍼・通電・超音波・高周波）・温熱刺激・触圧刺激（マッサージ）・運動
　　　　　　　　　②物理刺激（鍼・通電・超音波・高周波）・触圧刺激（マッサージ）

参考）障害部位により刺激方法を変える
　　・錐体路系・大脳皮質の障害：皮膚への刺激（A線維系の刺激：触・鋭痛）
　　・錐体外路・大脳辺縁系・基底核などの障害：筋肉への刺激（C線維系の刺激：鈍痛）

刺激量　　　　　：刺激量依存的（ただし、強い痛み刺激は禁忌）

> **症例**　**脳レベルの神経の痛み**
>
> **75歳男性　右上肢のしびれと痛み**
>
> 　1ヵ月前に右手に力が入らなくなるとともに、右手全体にしびれが出現したことから、病院を受診したところ、脳梗塞と診察され1ヵ月の入院となった。幸い麻痺はほとんどないが、右前腕にしびれと痛みが残ったことから鍼灸院を受診した。痛みは右前腕に限局したピリピリとした痛みであり、デルマトームや末梢神経支配エリアとは異なっていた。また、診察の結果、バレー徴候が陽性であった。
>
> STEP 1　急性痛
> STEP 2　神経の痛み（ピリピリした痛み）
> STEP 3　脳梗塞
> 　　判断根拠：バレー徴候（陽性）
> STEP 4　なし
> STEP 5　脳レベル
>
> ⇒　【診察結果】
> 　　急性痛としての
> 　　脳梗塞の痛み
>
> **治療方針**
> 治療部位：痛みがある右前腕（手三里―合谷）、四肢（手三里―合谷、足三里―陽陵泉）、頭皮鍼
> 刺激方法：鍼通電（5Hz、15分）、筋肉が軽く収縮する程度
> 治効機序：下行疼痛抑制系（また、それに伴う血流の改善）

7-3　精神が原因組織の痛み

　精神が原因組織の痛みに関しては、その発症時期が明確でないことから急性であっても、脳レベルと判断します。

　痛みが長期間続けば、不安やうつなどの精神的症状が多くの場合で認められますが、痛みに伴い生じた精神的な痛みと特に痛みの原因がないのに痛みが生じている精神的な痛みでは、その方針は大きく異なります。

　なお、痛みは一般的に交感神経の亢進に伴い増強するので、精神的症状をコントロールし、交感神経の亢進を抑制すること自体が痛みの治療につながります。また、<u>**痛みに対する不安な感情や痛みに対する破局的な考え方は、前頭前野を介して下行性疼痛抑制系の働**</u>

きを抑制させることも知られており、鍼灸治療の効果自体も軽減させてしまいます。そのため、不安や恐怖などの気分変化や破局的な思考パターンを持っている患者では、脳レベルの治療、さらにはセルフケアや認知行動療法が必要となる場合があります。

【A. 痛みが原因で生じた精神的な痛み】

痛みに付随して精神的な症状が起こっている場合は、大元の痛みに対する治療が一番です。しかし、なかなか痛みの原因が治らない場合は、リラックスを促すような自律神経の調節や睡眠改善が必要となります。また、うつなどの症状はセロトニンやノルアドレナリンの量に関係していることから、脳に影響の強い手足や顔への刺激で、痛みを改善させることも可能です。

不安や恐怖心は痛みを増強することから、カウンセリングや認知行動療法などの心理療法も必要となる場合があります。そのほか、有酸素運動は軽度うつの改善に有効なので、運動療法も重要です。

---

a. 痛みが原因で生じた精神的な痛み

典型的な疾患例 ：うつ病など
特徴 ：痛みの変化に伴い症状も悪化する。また、その逆もあるが、痛みの原因は何かしら存在している。
治効機序 ：自律神経の調節、神経伝達物質を介した作用
治療部位 ：手足・顔面部、抗重力筋
刺激方法 ：物理刺激（鍼・通電・超音波・高周波）・温熱刺激・触圧刺激（マッサージ）・運動
刺激量 ：心地のよい刺激

> **症例** 痛みが原因で生じた精神的な痛み

68歳女性　腰痛

　数年前から腰痛は存在していたが、1ヵ月ほど前から思い当たる原因なく、腰全体の重だるい痛みが出現。痛みが強いため、インターネットで調べたところ腰部椎間板ヘルニアの症状と似ていることから整形外科を受診。画像所見に問題はなく、ぎっくり腰と言われて湿布を処方された。しかし、痛みは一向に変化しないことから、将来歩けなくなるのではないかと不安が強くなり、いくつかの病院を受診したものの、納得いくような原因はなく、最近では夜も眠れずに、気持ちが落ち込むことが多い。

　診察の結果、下肢のしびれはなく、SLRテストも陰性であった。しかし、痛みは腰椎の可動ではほとんど変化せずに、股関節屈曲時に強く生じた。また、抗重力筋に圧痛が多く、便秘やドライマウスなどの交感神経亢進症状を呈していた。

```
STEP 1   急性痛・慢性痛どちらの可能性もあり
STEP 2   筋肉の痛み（重だるい痛み）＋精神的な痛み
STEP 3   筋筋膜性疼痛に伴う精神的な痛み
         判断根拠：抗重力筋の圧痛：（陽性）
STEP 4   なし
         交感神経亢進症状（便秘やドライマウスなど）：（陽性）
STEP 5   脳レベル
```

⇒ 【診察結果】
筋筋膜性疼痛
＋
精神的な痛み

> **治療方針**
> 治療部位：腸腰筋＋四肢の圧痛点（手三里―合谷、足三里―陽陵泉）
> 刺激方法：置鍼＋鍼通電（4Hz、10分）
> 治効機序：Ia、Ib抑制を介した筋緊張の緩和、下行疼痛抑制系

【B. 痛みの原因がない精神的な痛み】

　明らかな痛みの原因がないのに痛みを訴える場合は、Aとは異なり治療はとても難しいと言えます。身体に刺激を行うことで痛みがある程度改善する可能性もありますが、取りあえずは医師の診察を受けた上で、連携しながら治療を行う必要があります。

b. 痛みの原因がない精神的な痛み

典型的な疾患例	：身体性疼痛障害、統合失調症など
特徴	：痛みの原因がなく、痛みの変化理由を説明することが難しい
治療原理	：自律神経の調節、神経伝達物質を介した作用
治療部位	：手足、または顔面部、抗重力筋
刺激方法	：物理刺激（鍼・通電・超音波・高周波）・温熱刺激・触圧刺激（マッサージ）・運動
刺激量	：心地のよい刺激

症例　痛みの原因がない精神的な痛み

28歳女性　腰痛

　1ヵ月前から腰全体に重だるい痛みが出現し、突然歩行困難となった。そのため、整形外科を受診したが、痛みや歩行困難となる原因は認められず、痛み止めを処方されるもほとんど変化がないため鍼灸院を受診した。

　診察の結果、痛みが強いものの、可動域や神経学的な検査に異常がなく、各所見との整合性が取れなかった。また腰痛発症前に離婚を経験しており、早朝覚醒や食欲不振などの症状が認められる上、抑うつ気分と興味・喜びの消失の両方が認められた。

- STEP 1　急性痛
- STEP 2　痛みの原因がない精神的な痛み
- STEP 3　うつ病
  - 判断根拠：抑うつ気分と興味・喜びの消失
- STEP 4　なし
- STEP 5　脳レベル

⇒ 【診察結果】うつ病

治療方針
- 治療部位：抗重力筋、四肢の圧痛点（手三里－合谷、足三里－陽陵泉）
- 刺激方法：置鍼、鍼通電（4Hz、10分）
- 治効機序：自律神経の調節、神経伝達物質を介した作用
- その他　：患者に状態を説明し、病院受診を指導した

参考：どこの部位に、どの手技で、どれくらいの刺激量を行う？

脈・舌・筋肉の状態で部位と手技を選ぶ

　痛みの治療を行う際には、機序を考えて治療を行うことが大切です。しかし、臨床ではただ痛みが止まればよいというわけではありません。患者の体調に応じて、最も効率的な機序を選ぶことが大切です。私は治療部位や手技を選ぶ際の基準として、脈・舌・筋肉の状態を利用していますので、参考までに掲載します。ただし、この内容にはエビデンスや科学的根拠はありません。

　まず、痛みのレベルに関しては、不定愁訴の有無や痛みの範囲で必然的に決まってしまうこともありますが、一般的には<u>舌の状態</u>が参考になります。**<u>舌は、急性の段階では変化しません。そのため、舌に変化が認められるということは、長期間痛みが存在しているか、痛みが急性だとしても慢性化しやすい可能性があります。つまり、舌の色や形の変化がある場合は、末梢レベルの治療だけでなく、脊髄・脳レベルの治療が必要と考えられます。</u>**

　一方、**刺激方法や刺激量（本数）に関しては、脈が参考になります。**脈が弱い状態（沈んで遅い）などは、身体が疲れているので、弱い刺激である置鍼や接触鍼を使い、刺激量も少なめにします。逆に脈が強い場合には置鍼で本数を増やすか、鍼通電や雀啄などの手技がよいと考えられます。さらに、深さに関しては交感神経に関係する抗重力筋などの筋肉は浅めに刺鍼します。また、脈が弱い場合にも浅めに刺鍼することがお勧めです。

治療部位と刺激量

　ここまで、鍼灸刺激による治効機序と適刺激について解説をしてきました。適刺激に応じた神経が賦活すれば痛みは消失します。ここではさらにくわしく、治療部位と刺激量に

ついて補足したいと思います。

【 治療部位 】

治療部位に関しては、末梢組織レベルの痛みでは損傷部周囲や筋緊張部位、脊髄レベルの痛みではデルマトームやミオトームなど分節上、脳レベルの痛みでは四肢や顔面部などの大まかな部位エリア以外は記載していません。しかし、**同じ部位でも圧痛や硬結などの反応点は、痛覚受容器が感作した部位であることが多く、少ない刺激でより多くの神経を興奮させる**という特徴があります。そのため、**同じエリアであれば圧痛や硬結など反応点を選んで治療した方が効果的であるため、東洋医学的な診断による選穴などを利用するのも1つの方法です**。

【 刺激時間 】

刺激時間に関しては諸説あります。**局所における血流改善・鎮痛効果・筋緊張緩和などについては、単刺などの短時間の刺激で効果が得られる可能性があります**。そのため、時間には特に制限はありませんが、刺激量が多いほど効果も発現しやすくなります。**鍼の本数が少ないときは強めの刺激（通電など）か長時間の置鍼を、鍼の本数が多いときは弱めで短時間の刺激がよいと思われます**。一方、**脊髄や脳性の機序を利用する場合には、その多くは刺激5～15分後が効果のピークであることが多く、最低10分以上の刺激が必要であると考えられます。ただし、鍼の本数が多いときは刺激過多となるため、時間を短くするほうがよいでしょう**。

表c：各所見と、治療内容の関係

	診察目的	所見に異常なし	所見に異常あり
脈の状態 （浮・沈） （遅・早）	刺激方法の決定	鍼通電・雀啄	置鍼・鍉鍼 接触鍼
	本数の決定 刺激量	制限なし	少ない
舌の状態 （色・形）	治療部位の決定	末梢レベル 症状局所	脊髄脳レベル 全身
抗重力筋の 状態（硬い）	深さの決定	制限なし	浅め
	刺激量	制限なし	少ない

刺激頻度

鍼通電の場合、刺激を行う頻度である周波数が重要です。そこで、文献に見られる過去の実験（人・動物を含む）や個人的な臨床経験をもとに周波数を決定する目安をまとめてみます。

表d：鍼通電の目的別の周波数、強度、時間のまとめ

	目的	部位	周波数（適応範囲）	刺激強度	刺激時間	備考
1	Ⅰa、Ⅰb抑制を介した筋緊張の緩和	筋肉	2Hz（1～10Hz）	筋が軽く収縮	5分以上	40Hz以上で強縮
2	血流改善	神経	2～10Hz	刺激を感じる程度	10分以上	-
		皮膚・筋肉	2Hz（1～10Hz）	刺激を感じる程度	10分以上	ポリモーダル受容器の興奮が必要
3	ゲートコントロール説	障害分節	100Hz	耐えられる範囲内	5分以上	ゲートコントロール説
4	下行疼痛抑制系	四肢	4Hz（2～10Hz）	刺激を感じる程度	15分以上	βエンドルフィン
			2/15Hz（1～5/10～30Hz）	刺激を感じる程度	15分以上	エンケファリン
			100Hz	刺激を感じる程度	15分以上	ダイノルフィン

第 5 章

痛みのセルフケア

第5章 痛みのセルフケア

1 患者自身が体調管理を行う

　慢性痛の治療では、治療院での治療もさることながら、患者自身で体調を管理することが必要となります。慢性痛の場合は、痛みの原因は組織損傷などの感覚的な要素だけでなく、ストレスや天候の変化、睡眠不足や疲労、不安や恐怖などさまざまな情動的要素が関与しており、慢性化するほどその影響は強くなります。しかしながら、病院や治療院での治療では、感覚的な要素について対処は可能ですが、情動的な要素についての対処は困難です。そのため、情動的な要素を家庭でどのように対処するかが重要となり、対処する能力を患者教育で養う必要があります。

　セルフケアは日本では系統的に教育されておらず、患者任せになっているため、患者が行っているセルフケアと、実際に行わなければならないセルフケアには解離があります。その意味で、家庭で患者が適切に体調を管理するためには、正しいセルフケアを教えることが大切です。**セルフケアで重要な項目は、痛みへの理解、運動、考え方の3つです。**また、セルフケアはそのときの体調や天気、病気の状態により行えるものが異なります。そのため、セルフケアに関する知識を多く持つほうが痛みに対する対応能力が高くなります。使う・使わないに限らず、たくさんのセルフケアに関する知識を学習することが大切です。

2 患者教育とは？

　セルフケアという言葉には、自分自身で症状をケアするという意味だけでなく、症状を悪化させないためにコントロールするための能力であるセルフマネージメントが含まれています。ただし、セルフケアやセルフマネージメントで行う方法は重なる部分も多く、方

法に関しては厳密には区別できません。前述の通り必要とされるセルフケアの能力は、病態や症状だけでなく、天候や居住環境、さらには時間や経済力などでも大きく異なることから、いつでもどんな場面でも対処ができるように、できるだけ多くのケア方法を知っておく必要があります。それらの総合的能力を「セルフケア力」と呼んでいます。

　繰りかえしますが慢性痛のセルフケアで最も大切なものは、運動、考え方、痛みへの理解の3つであります。特に何故痛みが悪化するのかに気が付き、それに対処する能力を養うことが大切となります。ただし、痛みを感じてから対処を行う狭義のセルフケアでは、症状の回復のみで病気の改善にはつながりません。そのため、病気を改善させるためには、セルフマネージメントに力を入れるしかありません。しかしながら、セルフマネージメントを含めた広義のセルフケアは、モチベーションが高いときは行えますが、そうでないときや症状が安定しているときは行わないものです。そのため、セルフケアを継続してもらうためには、**①自分の病気を知ること、②自分の身体に興味を持つこと、③自分自身で痛みを対処するための多くの知識を持つこと**の、3点が大切になるのです。特に鍼灸治療は、他の治療に比べて治療時間が長いため、患者のさまざまな問題や痛みや物事に対する考え方、さらには健康への価値観などを知る機会が多いと思われます。そこで、慢性痛の治療では鍼灸治療のみにならないように、上記の3つについて患者教育を行うことが大切です。特に、慢性痛患者は破局的思考という独特の思考パターンを持っていることから、上記の3点に関しては同じ内容でも何度も丁寧に説明をして理解してもらうように努力しなければなりません。

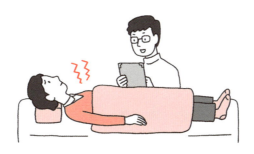

　なお、近年では単なる感情のコントロールとしてだけでなく、**不安な感情や破局的な考**

え方は、前頭前野を介して下行疼痛抑制系の働きを抑制させることも知られており、脳を介した鍼灸治療の効果自体も低減させてしまう可能性があります。そのため、不安や恐怖などの気分変化や破局的な思考パターンを持っている患者では、鍼灸治療の効果を高めるためにも不安な感情や思考を変えるためのセルフケアが必要となります。

そこで、セルフケアを学習する前に、慢性痛患者が抱えている問題や周辺事情について少し詳しく解説していきます。

3 痛みの時期とセルフケアの関係

セルフケアやセルフマネージメントの大切さは理解していただけたと思いますが、痛みをもつ患者のすべてがセルフケアの意味を理解してくれるわけではありません。特に急性痛では、思考や生活習慣では痛みに大きな変化が見られないことから、セルフケアを勧めてもなかなか実践してくれないのが現状です。

一方、慢性痛の患者でも、すべての患者がセルフケアやセルフマネージメントに積極的なわけではありません。特に、痛みの原因を探し続けている人やもっとよい治療や先生がいると考えている患者には、「セルフケアで治るような病気ではない」、「痛みの原因が必ずあるのだから、原因さえ見つけることができれば、痛みは止まる」などと言い、セルフケアの必要性は理解してもらえません。そのため、患者に無理にセルフケアを勧めるのではなく、患者の罹病年数や理解度など、患者の状況に応じてセルフケアを取り入れるようにしましょう。

セルフケアやセルフマネージメントを受け入れやすい患者は、「治療してもすぐに元に戻ってしまうことから、何か自分でコントロールする方がよいのではないか？」や「このまま今の治療を続けていても仕方がない」などの思考を持っている人です。そのような場合はすんなり受け入れてもらえるでしょう。

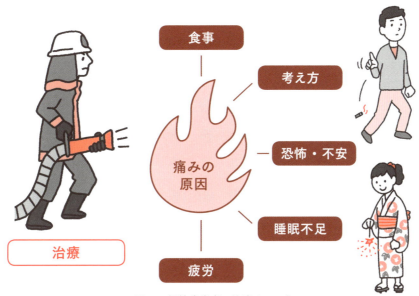

図5-1：慢性痛患者の治療イメージ

4 セルフケアやセルフマネージメントを実践するためには

　前述のとおり患者が能動的に参加するためには、①自分の病気を知ること、②自分の身体に興味を持つこと、③自分自身で痛みを対処するための多くの知識を持つことの3つが必要です。特に③はヨガやアロマテラピーなど、セルフケアやセルフマネージメントの中でも方法論に関する分野です。近年、セルフケアやセルフマネージメントの重要性が叫ばれるようになりましたが、その多くは③の方法を教えるばかりで、①②については実践されていません。自分の病気を理解したり、自分の身体の変化に気が付かない限りケアやマネージメントすることはできないため、セルフケアやセルフマネージメントを学ぶ前に治療を通じてや別の枠組みで、痛みや身体に対する患者教育が必要となります。

　一般的に、痛みを変化させる要因は食事や考え方、恐怖や不安、睡眠不足、疲労など多種多様です。そのうえ、要因は個人によってもさまざまです。そこで、まずは自分がどの

ような要因で痛みが変化するのかに関して、把握してもらうことが大切です。把握する方法にはさまざまな方法がありますが、一定期間日記をつけてもらうことが有効です。

　日誌には、痛みの強さに加え、痛みと関係が深い天候、起床・睡眠時間、イベントやその日に感じた正の感情・負の感情、などを記載してもらい、痛みが軽減・悪化するときの共通点を理解（認知）させることで、生活パターンなどの行動を変化させる目的があります。医療者や患者は痛みが悪化する要因に着目しがちですが、特に大切なことは、痛みが軽減する要因を数多く見つけ、セルフケアに取り入れることです。この気づきがないと、なぜセルフケアが必要なのか、自分が行うべきセルフケアは何かについて理解してもらえず、長続きしません。そのため、初期の段階は自分の行動パターンや思考パターンを認知することからセルフケア教育は始まります。

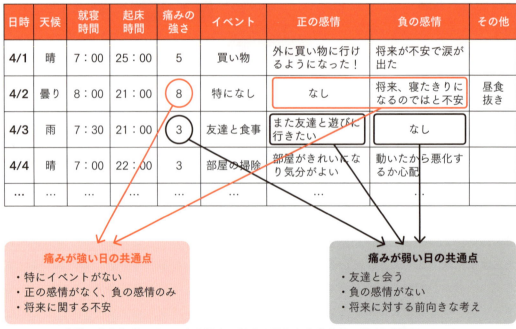

図5-2：日誌を活用する（認知療法的アプローチ）

5 セルフケアで陥りやすい問題

　セルフケアを始めても一筋縄でいかないことも事実です。患者の問題は主に、よくなりたい一心でセルフケアを過剰なほど行ってしまったり、たくさんのセルフケアを一度に行ってしまう「オーバーペース型」や、「自分にはできない」、「やったけど痛みが強くなった」、「痛いので安静が一番」などの思考に至る「スローペース型」、さらには「セルフケアをしないと不安になってしまう」や「やり方をこだわってしまう」、「本やテレビなどの影響を受けてコロコロとセルフケアを変えてしまう」などの「不安型」に分けられます。患者のパターンがどのタイプかをしっかり理解し、適切な指導が大切となります。

　なお、セルフケアの大切なポイントは、引き出しを多く持つことです。筋肉を緩めるにはストレッチやマッサージが一般的ですが、お風呂に入る、よい匂いを嗅ぐ、筋トレを行う、よく眠る、森林浴に行くなど、実はたくさんあります。1つの方法にこだわると、そのやり方ができるときとできないときのムラが出てしまいます。このように、時間や場所、病状や気候、天気などさまざまな要因がセルフケアの実施の有無には影響するため、自分に合うセルフケアを見つけるのではなく、数多くのセルフケアの知識を持つことがなによりも大切なのです。その意味で、やり方にこだわるのではなく、自分にどのような要素が必要なのかを理解することが大切となります。そのためにも、「セルフケアの原理」を理解しましょう。

6 セルフケアの原理

　痛みの悪化は、一般的に「感覚」と「思考」のバランスで決まっています。そのため、セルフケアはこのバランスを整えることが最大の目的です。セルフケアの方法は感覚系（視覚：園芸・絵画、聴覚：音楽、嗅覚：アロマ、味覚：食事、触覚：マッサージ、運動など）と思考系（認知行動療法、瞑想、笑い、会話など）の2つに大きく分けられ、患者自身の状態に応じて適切なケア方法を利用できる能力が大切となります。

　例えば、「腰が痛い」のように痛みの感覚に意識があるときは、感覚系にバランスが偏っているため、瞑想や会話のように思考系の部分を増やす必要があります。逆に、「将来が不

安である」や「痛みさえなければ」のように、思考系にバランスが傾いている場合は、音楽を聴いたり、匂いを嗅いだり、身体を動かしたりと、感覚（五感）の部分を増やすことが大切です。このように、痛みは「感覚」と「思考」のバランスで成り立っていることから、それぞれに対応するケアを自分なりに探しておくことを意識しましょう。

　ただし、**セルフケアでは、ケアの方法を覚えることではなく、自分自身の身体の変化にいち早く気がつき、対応する能力が何よりも大切です。そのためそれぞれのセルフケアを通じて、自分が「感覚」と「思考」のどちらのバランスに傾いて、身体にどのようなサインが表れているのかを知るように心がけましょう。** ここで言う身体のサインとは「熱がある」や「血液検査で異常値となる」のような変化ではなく、「身体が硬くなる」、「表情がこわばる」、「イライラする」など、直接病気とは関係ないような些細な変化のことです。このような身体のサインを読み取り、どのように解釈するかが大切なポイントになります。

　さらに、学習した知識をセルフケアとして活用するには、得られた知識を自分なりにアレンジすることができるかという実行能力が大切となります。セルフケアのやり方は症状や患者の状態により異なることから、同じような症状を持つ患者同士が体験を語り合うことで、お互いの成功ポイントや問題点に気がつくかもしれません。そのため、**セルフケアの知識を教えるだけでなく、定期的に患者同士の交流を深めることも、知識の定着には必要不可欠なのです。**

6-1　身体への気づき（サイン）

　セルフケアを行うにも、モチベーションが高いとき以外、意識的に行うことはとても難しく、何か身体の変化に気がつかないとセルフケアは始められません。そこで、身体の変化を知り、それに対応することが大切です。一般的に身体のサインとは、熱であったり、咳や鼻水、痛みなどであり、病気を予防するためのサインと言うよりはむしろ病気になった状態を示すサインです。そこで、病気を予防するためのサインを数多く知っておく必要があります。

　例えば、身体が硬いやこわばるなどは、筋緊張が高い状態を示し、ストレスや緊張のサインと考えることもできます。また、イライラや不安、怒り、悲しみなどの感情の変化、さらには表情がこわばるなどは、心の状態のサインとも言えます。また、朝起きられない、

排便のリズムが乱れている、お腹が空かない、または食欲が止まらないなどは、自律神経の乱れと考えることもできます。このように、**自分自身のさまざまな変化を患者に自覚させることが大切です。**なお、身体変化の一般的な方法だけでなく、東洋医学の視点から、専門的な知識として舌の色や形、苔の状態、ツボの反応などを患者自身に教え、身体の反応を知ることもよい方法でしょう。

6-2　セルフケアの方法

　セルフケアに関する基本原理は上記に示したとおりですが、セルフケアの方法はさまざまで、どの方法が患者に最適かを導き出すことは難しいようです。しかし、セルフケアにはセルフケア力の基盤となるケアがあり、それぞれのセルフケアが同等の価値であるわけではありません。特に欧米では、セルフケアについて数多くの研究があり、慢性的な痛みに対するセルフケアのエビデンスが確立しています。具体的には、「運動、認知行動療法（考え方）、患者教育」の3つがセルフケアとして最もエビデンスが高く、Randomized Controlled Trial（RCT）などでその効果が検討されています。

　一方、日本ではセルフケアに関する研究はそれほど多くはありませんが、私たちが行った調査では慢性痛患者の約70％が何らかのセルフケアを行っているという事実があります。しかし、その内容の多くは、入浴やストレッチ、睡眠への工夫などが中心で、実際にエビデンスの高い考え方や痛みへの理解などのセルフケアは、ほとんど行われていません。そして、日本では、正しいセルフケアを教えてくれる指導者がいないことから、専門的なセルフケア教育が行われておらず、患者が行っているセルフケアの多くは、雑誌やテレビなどの情報を元に自分なりにアレンジした自己流のものです。それに代わる正しいセルフケア法がどんなに素晴らしいものでも、症状の悪化を経験すると恐怖体験と強く結びつくため、2度と実施はしてくれません。そのため、セルフケアを始めるにあたり、基盤となる「運動、認知行動療法、患者教育（痛みへの理解）」という3大ケアを、正しく体験学習することが何よりも大切です。

【①痛みへの理解（患者教育）】

　セルフケアを学ぶ前に、なぜセルフケアが必要かという「痛みへの理解」が必要不可欠

です。特に私たちは風邪などの急性疾患を多く経験することから、病気の対処は急性疾患に伴う対処で可能だと考えがちですが、急性疾患と慢性疾患では病気に対する考え方が大きく異なることを理解しなければなりません。

一般的に、急性疾患は時間とともに解決することが多いため、病気を排除するための治療が中心となり、安静が基本です。しかし、慢性疾患では時間とはあまり関係なく、原因に対する対処だけでは解決できません。病気と付き合っていく姿勢が大切であり、セルフケアが必要となります。そして、慢性化した痛みや難治化した痛みでは、痛みの原因の変化だけでなく、ストレスや筋緊張、睡眠障害、うつや不安、疲労、感情の問題などが、痛みの変化にとても重要な役割をしています。そのため、慢性痛や難治性疼痛患者において痛みに変化が認められた場合は、明らかな痛みの変化の理由がない限り、まず日誌を活用することでこれらの因子が痛みに大きく関与していることを理解してもらい、それぞれに対するアプローチを考えることが大切となります。

一般的にストレスや軽度うつの改善には運動が重要であることが知られており、さらに運動には睡眠や筋緊張の緩和にも影響があります。そのため、運動を中心にセルフケアプログラムを構築するのが望ましいと思われます。ただし、痛みの中心が「感覚」か「思考」のどちらが強いのかを理解できれば、それぞれの症状に対するケア方法も決まってきます。一般的に筋緊張や疲労など身体症状が中心で感覚系が強い場合は運動にはあまり適しておらず、ストレス、睡眠障害、うつや不安、情動の問題が中心で思考系が強い場合は運動が有効であると考えられます。

表5-1：急性痛と慢性痛の違い

	急性痛	慢性痛
原因	存在する	存在するか回復している
身体所見	炎症や損傷など	ないことが多い
感情の変化	あまり関連がない	深く関連している
痛み以外の症状	心拍数の増加 血圧の上昇 不安 苦痛な表情	疲労 不眠 食欲減少 抑うつ状態 怒りやすい　など
痛みの感じ方	正常	痛覚過敏、アロディニア　など
治療	消炎鎮痛薬が有効	消炎鎮痛薬が無効なことが多い

【 ②運動 】

　セルフケアの中で、エビデンスが高いものが運動です。運動にはうつやストレスの改善に効果があることがさまざまな臨床試験から報告されています。しかしながら、報告の多くは週に2～3回、1回30分程度の軽度から中等度の有酸素運動、さらには筋力トレーニングやストレッチなどの組み合わせが有効であるとしており、高齢者や慢性痛患者では理想的な運動が行えないことをしばしば経験します。特に、動くことで痛くなったという経験を持つ患者は、「運動をしましょう」というアドバイスだけでは運動を実践してもらうことは難しいようです。そこで、ポイントとなるのは、①運動を行っても痛みは悪化しないという経験をしてもらうために、医療関係者の立ち会いの下で運動を経験してみること、②患者がやるべき運動よりも患者ができる運動を探すこと、などです。一般的な教科書に記載されている有酸素運動が理想的であることは事実ですが、運動量も多く、ハードルが高いことから、何も行わないよりは簡単にできる運動から行うほうが有効であることは言うまでもありません。また、何も動かない不動化と呼ばれる状態は、それだけでも痛みが悪化することが報告されています。そのため、私たちは、痛みが強い場合は、ストレスに影響の強い抗重力筋の中から痛みがなく運動が行えそうな筋肉を選び、第1段階として抗重力筋のストレッチでは1回あたり15～20秒のストレッチを1日3セットと行うことを提唱しています。また、ストレッチが無理なくできるようになったら、次の段階として、拮抗筋を鍛えるエクササイズを行うことを提唱しており、この運動を3ヵ月ほど行うことで、痛みやquality of life（QOL）に改善が認められることを確認しています。

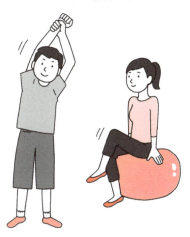

【 ③考え方（認知行動療法） 】

　考え方に関しては、ある物事を肯定的に捉えるか、否定的に捉えるかで感情も大きく異なることが知られています。まず物事の捉え方を理解することが大切です。例えば、痛みが強い中で旅行に行った場合、「旅行に行けたのだから、回復できたのだろう」と考える患

者もいれば、「旅行でたくさん動いたから痛みがこれから悪化するかもしれない」と捉える患者もいます。当然のことながら、悪化するのではないかと不安を感じれば破局的な思考が起こり、不安や恐怖が起こることから警戒心を伴い、うつや不動化といった現象を引き起こし、痛みの悪循環のサイクルへと進んでしまいます。同じ事実でも、捉え方が変われば身体の反応は大きく異なります。診療のたびに思考の流れを確認すること、また思考の選択肢を複数持つことをこころがけ、具体的には悪い選択肢が浮かんだ場合、その逆の選択肢も考える癖をつけることが望ましいでしょう。

【 ④管理に必要なその他の知識 】

運動や認知行動療法、患者教育ほどの有効性が確定してはいませんが、日常における痛みのケアもたくさんあります。そのなかの幾つかを紹介します。

呼吸法

腹式呼吸と言われる呼吸法は、副交感神経の活動を亢進させ、リラクゼーション効果があるため、呼吸法を訓練することは痛みのケアとして有効であると言われています。また、普段意識していない呼吸に目を向けることは、痛みから意識を反らすという意味でも効果的です。

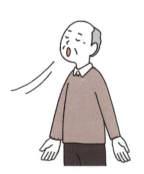

瞑想

慢性痛患者は普段痛みに意識が集中しています。そのため、痛みに敏感になり、些細な変化でも痛みを強く感じることになります。一方、瞑想を行うことで無心となり、意識を痛みから外に反らすことが可能となれば、痛みに対する感受性が低下するとともに、瞑想によるリラックス効果で、気分もリフレッシュできます。

ヨガ

ヨガはインド医学の1つです。ヨガには瞑想や呼吸法、運動などさまざまな要素が組み込まれており、ヨガを行うことで多角的な治療が行えます。

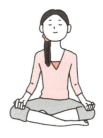

森林浴

森林にはマイナスイオンなど身体をリラックスしてくれる作用があります。また森林浴に伴う運動効果、さらには自然に目を向けることで、痛みから意識を反らすことができるなどのさまざまな効果が期待できます。

アロマテラピー

アロマテラピーは、匂いをかぐことでリラックス効果が得られるだけでなく、実際にアロマオイルでマッサージしたり、入浴を行ったりとさまざまなリラックス効果をもたらします。

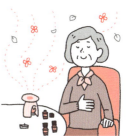

ストレッチ

患者自身が行っているセルフケアで最も多いのがストレッチです。適度なストレッチを行うことで筋肉をほぐすことが可能であり、身体をリラックスすることができることが知られています。しかし、何処の筋肉をストレッチすべきかなど、一人で行うことは難しいことも事実です。そのため、ストレッチを行う際にはまず、①リラックスを目的に行うのか？②痛みの軽減のために行うのか？などの目的を明確にすることが大切です。

ちなみにリラックスを促すには抗重力筋へのストレッチ（静的ストレッチ）が重要です。また、痛みのケアには、痛みの原因となる筋肉を的確にストレッチしたり、動かしながら可動域を拡大するストレッチ（動的ストレッチ）をすることが大切となることから、トリガーポイントの理論を活用したストレッチが必要となります。

筋肉トレーニング

慢性痛の患者は、痛みのために運動をしないことが多く、筋力の低下が認められます。

筋力の低下は運動機能を低下させて、行動を制限するだけでなく、身体のバランスをも変化させます。特に痛みがある筋肉は硬くなっていることが多いので、その反対にある拮抗筋は萎縮しやすい傾向にあります。仮に、筋肉に萎縮が起これば、筋肉のバランスは変化し、いくら硬い筋肉をストレッチしてもなかなか元には戻りません。そのため、痛みが長期間続いている患者では、痛みがある筋肉の反対側、いわゆる拮抗筋を鍛える必要があります。そのため、ストレッチとペアで行う、トリガーポイントの理論を活用した筋肉トレーニングを行うことが大切です。

6-3　セルフマネージメント

　痛みのケアでは、痛みが生じた際の対処方法（セルフケア）だけでなく、痛みを生じさせないためのコントロールする技術（セルフマネージメント）が必要となります。特に、痛みがある程度改善した後は、セルフケアよりもセルフマネージメント能力が特に必要で、社会復帰には不可欠な要素です。

　なお、セルフケアとセルフマネージメントは共通する部分も多いため、ここでは、痛みを生じないようにするために必要な生活の知識（セルフマネージメント）に焦点を絞り、まとめてみます。

【 睡眠 】

　睡眠不足は倦怠感を引き起こすだけでなく、怒りやすくなったり、イライラしたりします。そして、その結果、痛みを悪化させるのです。そのため、睡眠には細心の注意を払う必要があります。一般的に睡眠時間は8時間程度が最適と言われています。しかし、睡眠時間が問題ではありません。寝る時間がとても大切ですので、遅くても夜10時には寝るようにしましょう。

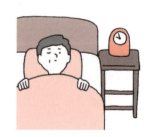

【 医師との関わり方 】

　医師や医療従事者に身体の状態を伝えることは難しいです。特に診療中は時間がないため、いろいろなことを聞きたくても、聞けないのが現状です。しかし、聞きたいことがき

ちんと聞けないと、それが不安になったり、ストレスにもなります。そして、その不安やイライラが痛みを悪化させる原因となっては意味がありません。そこで、医師や医療関係者と良好な関係を続けるためにも、自分が伝えたい内容を事前にまとめたり、伝えたい内容に優先順位をつけて、そのうちいくつかを確認するなど、患者と医師との付き合い方についても指導していきましょう。

　なお、医療機関によっては事前に情報がほしいなどシステムが異なる場合もあることから、どのようなタイミングで質問するべきか、看護師などのスタッフに相談してみるのもよいでしょう。

【 友達や家族との関わり方 】
　医療者と同様に友達や家族は、慢性痛を乗り越えるための大切なパートナーです。そのために、援助を求めることがしばしばあります。しかし、なかなか自分の気持ちは理解してもらえないものです。援助してもらうためには円滑な人間関係を保つとともに、自分の気持ちを正しく伝える必要があります。そこで、円滑な人間関係のために必要なコミュニケーションのポイントを考えてみましょう。

自分の感情を正しく伝える

　自分の感情を伝えるときのポイントは「**肯定的で建設的に**」です。自分の感情を肯定的に伝えられるように工夫してみましょう。ここで、肯定的な感情表現の例を考えてみます。

否定的な例
「私の病気に全然関心を持ってくれない」

上の文章を肯定的な文章に変えてみましょう！

肯定的な例
「私の病気について関心を持ってほしいと思います」

相手を非難するのではなく、自分がどのようにしてほしいのかを伝えると、相手も理解しやすいものです。肯定的に自分の感情を伝えることが、円滑なコミュニケーションの基本です。このような考え方の訓練はアサーティブトレーニングと呼ばれ、社会復帰の際にも大切な能力です。

【 相手の立場を考える 】
　友達や家族にも協力したい気持ちがあります。しかし、どのように協力してよいのか、また患者がどのように考えているのかがわからないことが多いようです。そこで患者、患者の家族（友達）両方に必要な、円滑なコミュニケーションのポイントをまとめてみましょう。

【 友達や家族との関わり合いで大切なこと 】
①相手に敬意と思いやりをもつ
　　相手に要求したり、感情を押しつけるのでなく、思いやりを持ちます。
②伝えたいことを明確にする
　　自分が何をしてほしいのかを明確にします。複数ある時は１つに絞ります。
③自分の感情を肯定的に伝える
　　否定的にものごとを伝えるのではなく、肯定的にお願いをします。
④相手の気持ちを受け入れ、理解しようとする
　　相手の気持ちを考えることが、自分の気持ちを考えてもらえる第一歩です。
⑤よい聞き手になる
　　相手の気持ちを理解するためには、よく話を聞きましょう。

【 必要な情報を見極める 】
　病気に関する情報はさまざまなところに存在しています。医師や医療関係者から情報を聞くこともあれば、友人や家族からその情報を聞くこと、さらにはインターネットなどから情報を得ることもあるでしょう。ただし、すべての情報が有益な情報とは限りません。無数にある情報を自分で整理し、考えなければいけないことも多いでしょう。情報を見つける上で最も大切なことは、情報を見極める力です。
　情報を確認するためのポイントを次にまとめてみます。

【 情報を確認するためのポイント 】

a.情報の発信源は何処か？
その情報元が、例えば新聞広告か科学的な雑誌かではその意味は大きく異なります。

b.自分と同じような人に効果があるのか？
痛みといっても病気の種類や程度により効果は異なります。自分に近い症状の人が改善しているのかがポイントです。

c.今の治療や生活習慣を止めるように勧めていないか？
今の治療や生活習慣（食事・睡眠など）を全て止めてまで行う治療には危険が伴います。今の治療や生活習慣を変えるような治療を行う際は、必ず医師に相談しましょう。

d.危険性や副作用について示されているか？
効果ばかりでなく副作用が認められることがあります。必ず副作用や危険性を確認しましょう。

e.そのことをはじめるゆとりがあるか？
いくら素晴らしいものでもお金や時間に余裕がなければ続けることはできません。始める前に必ず自分にゆとりがあるのかを確認しましょう。

【 ストレスを解消する 】

　日々のストレスが、痛みを悪化させる可能性があります。しかし、日常のストレスをゼロにすることはできません。そこで、ストレスとうまく付き合うための方法を考えてみます。

> 【 ストレスの対処方法 】
>
> #### ①ストレスの原因を考える
> ストレスの中には原因に対処することのできないものもあります。ストレスの原因を考えて、それが対処できるのか、それとも対処できないのかを考える必要があります。
>
> #### ②問題の見方を変える
> 対処できない問題であれば、見方を変えてみます。その問題が起こることで何が不都合なのかを分析してみます。問題を解決できなくても、不都合な部分は解決できるかもしれません。
>
> #### ③家族や友達に相談する
> 自分一人で考えていても変えることができないこともあります。その場合は、仲間の意見や考えを参考にすることも大切です。
>
> #### ④解決するための選択肢をたくさん作る
> ストレス解決の糸口は沢山あります。ストレスの対処法をたくさん考え、いざというときのためにメモしておきます。

7 慢性痛患者を取り巻く社会環境とセルフケア

　今までは患者の視点でセルフケアをまとめてきましたが、慢性痛患者は社会の中で生活している以上、最終的には社会とのつながりが大切となってきます。そこで、慢性痛患者を取り巻く社会とセルフケアの関係をまとめてみたいと思います。

7-1　家族との関わり

　慢性痛患者の多くは、痛みのために大半の時間を家で過ごしています。そのため、家族は大切な理解者ですが、実際にはうまくいっていないことのほうが多いようです。家族は身近な理解者であるようで、実はトラブルの種になりやすい存在と言えます。さらに、その状態が長く続けば、家族自身も疲労し、家族自身が感情的になったり、ひどい場合には

病気になってしまいます。そのような背景もあり、患者にとって家族とのトラブルは、家庭内での孤立を深める結果となる恐れがあります。実際、孤独は痛みの悪化因子の中でも重大な問題で、孤独感をなくすこと、理解者を増やすことが痛みを解決するセルフケアになると言っても過言ではありません。そこで、なぜ孤立をしてしまうのかを考えてみましょう。

　まず、家族のタイプは過干渉型と無関心型に分かれます。しかし、元々は過干渉型が多く、長年痛みを患ううちに無関心型になっていくようです。

　過干渉型の家族は、患者をどうにかしてあげたいと考えています。そのため、痛みの発生当初は、病院に連れて行ったり、病院を探したり、身体によいものをいろいろと考えて献身的に尽くしてくれます。これで痛みが解決すれば問題はありませんが、なかなか痛みが解決しないので、次第に家族も疲れはじめ、「少しはよくなったのか？」などの質問をする機会が増えていきます。そうなると、患者自身になかなかよくならない自分が悪いという破局的思考が生まれたり、質問されること自体が自分自身を追い込んでいるように感じ、家族と接点がなくなるようです。そのため、家族は「どうしたらよいのか？」と悩み、いろいろと試みますが、破局的思考に陥った患者には、家族は考えを取り入れることが難しく、そのうち患者に声をかけづらくなり、無関心な状態へと移行していきます。また、家族が「こうするべきだ」と治療方法や内容に干渉したり、「○○が問題なんだ」と決めつけてしまうタイプは、患者を追い込み、孤立させる結果となります。そこで、家族との関わり合いについても、治療の中ではある程度はアドバイスすることが必要です。

　まず、大切なポイントは治療法を限定したり、決めつけたりしないことです。いろいろなところに治るヒントがあることから、家族にも慢性化した痛みについて理解を深めるような家族教育をしましょう。特に家族には、慢性化した痛みの特徴や悪化要因などの理解が必要不可欠です。さらに、家族は何かしてあげたくても、専門家ではないので何もできないという無力感を持っています。だからこそ、病院に連れて行く以外、自分の行えることはないと感じています。しかし、セルフケアの方法を患者と共に学習すると、さまざまなアドバイスが行えるようになるため、関わり合いが増えるだけでなく、お互いの身体の状態を知ることができるコミュニケーションツールにもなります。患者自身が痛がっていること、さらに家族も疲労していることが、セルフケアをお互いに行うことで、何となく

理解できるのです。そのため、家族にも積極的にセルフケアを教育し、身体の価値観を共有するようにしましょう。

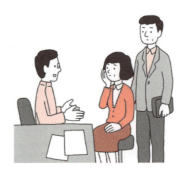

7-2　幼少期のケアと慢性痛の関係

　慢性痛患者には破局的思考と呼ばれる独特な考え方が存在することを紹介しました。この破局的思考は、大人になり突然現れるものではなく、子供の頃から徐々に培われていることが知られています。破局的思考の前段階は「失感情症（アレキシサイミア）」や「失身体症」と呼ばれる状態で、失感情症の患者では将来、慢性痛になる確率が普通の人の約3倍、海外では10倍近く上昇するとも言われています。近年、失感情症の子供が増えていると言われています。将来、慢性痛患者の割合はさらに増大すると予想されるので、失感情症や失身体症の予防することが大切であると言えます。

　失感情症の背景には、虐待やいじめなどの問題があるのは当然ですが、親の過保護や無関心などもその要因にあると指摘されています。子供の感覚は感情表現の1つです。特に、「痛い」などの言葉の背景には、器質的に痛いというだけでなく、不安である、寂しい、悲しい、構って欲しいなどの感情が多分に含まれています。その反応に対して、過剰反応したり、無反応であることは感情を過大評価している、または無視していると同じこととなり、それが続けば感情を出すことを止めてしまうのです。また、身体感覚は身体への興味に他ならず、身体感覚を失うと言うことは、身体に興味をなくすということです。そのため、感情や身体感覚を満たすような教育、いわゆる養生教育が慢性痛の予防には求められています。

　近年、子供達の身体が硬く、バランスが悪くなっていること、便秘や睡眠障害などが増

えていることなどが報告されています。これは、まさにストレス反応や自律神経の乱れです。このような状態に気づき、改善することが重要ですが、小中学校の保健では、ストレス予防、がん予防、生活習慣病予防など疾患ごとの予防が教えられるのみで、身体のしくみや原理、身体のサインや対処方法などを総合的には学ぶ機会はありません。地域で慢性痛患者を治療していくのであれば、慢性痛患者にならない方法を教えることも大切ではないでしょうか？

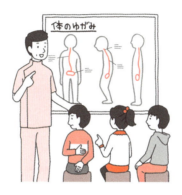

8 セルフケアのまとめ

　痛みのセルフケアについて、その具体的な方法をまとめてきましたが、どんな病気でもなってから治すよりは、ならないようにすることの方が大切です。そのために、今後は病気にならないための医療が中心となり、セルフケアやセルフマネージメントを中心とした医療が、患者でも健康な子供や大人でも医療の中心になると考えられます。

　多くの患者では、医療は病院から始まり、病院で難しい場合は鍼灸治療などの他の治療、それでも難しい場合はセルフケアという流れですが、本来は自分がセルフケアをしても難しい場合は、鍼灸などの身体に優しい治療、それでも難しい場合は、病院というのが本当の流れです。

　この正しい流れになるように、痛み医療を担っている私たちが、慢性痛患者を通じて社会にアピールすることが大切だと思います。

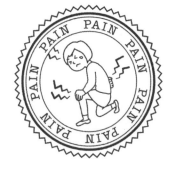

巻末付録

7Step
オリジナルカルテ

7Step
オリジナル問診早見表

カルテNo					氏名		
生年月日	年	月	日（	歳）	性別		男　・　女
診断名					罹病年数		
主訴	1.		2.		3.		4.

診察

Step1：急性痛か慢性痛か明らかにする

痛みの期間	急性（3ヵ月以下）	慢性（3ヵ月以上）

Step2：痛みの原因がどこの組織にあるのかを予想する

A. 3つの問診		
痛みの範囲	点	面
痛みの種類	鋭痛（ピリピリ・ズキズキ）	鈍痛（重だるい、張ったような）
軽減・悪化因子	軽減因子	悪化因子

B. 痛みの原因と予想される組織							
神経	関節	骨	筋肉	内臓	精神	椎間板・靱帯	その他

Step3：疾患を把握する

理学検査	
脳検査（バレー徴候・手の回内回外運動・病的反射）	
脊髄検査（反射・筋力・知覚）	
骨検査（叩打痛）	
関節検査（熱感・腫脹・発赤）	
筋肉検査（可動域検査）	
精神検査（興味喜びの消失）	

痛みの箇所と状態
（部位と痛みの性質を書き入れる）

特記事項	
既往歴・家族歴	
服薬内容	
確定した病態（疾患名）	
確定した痛みの原因組織	

Step4：危険因子（レッドフラッグ）を確認する

あり（　　　　　　　　　　　　　　　　　）	なし

Step5：痛みのレベルを考える

末梢レベル	脊髄レベル	脳レベル

Step6：イエローフラッグを確認する　痛みに関するイメージ

治るまで仕事を休むべき	やりたいことを制限する	安静が一番である	動くと悪化する
不安や緊張がある	憂うつな気分である	重労働/単純作業	仕事を休んだことがある

Step7：ゴールを設定する

	時期	内容
短期ゴール		
長期ゴール		
最終ゴール		

治療

刺激量の決定

脈	強い	正常	弱い
舌の色	淡泊	正常	紅・紫
舌の形	胖大（ワイド）	正常	老（シャープ）
筋硬度（抗重力筋）	硬い	普通	柔らかい

治療プラン

①治療場所

疼痛局所	遠隔（分節）	遠隔（四肢）	遠隔（顔面部）	その他（　　）

②使用道具

鍼	鍼通電	接触鍼	温熱刺激

③治効機序

	機序					
鎮痛系	オピオイド受容体を介した鎮痛	アデノシンA1受容体を介した鎮痛	ゲートコントロール説	下行疼痛抑制系の賦活に伴う脊髄後角の抑制	下行疼痛抑制系	広汎性侵害抑制調節
鎮痛系以外	Ia, Ib抑制を介した筋緊張の緩和	血流改善	自律神経の調節	体性自律神経反射を介した内臓調節	角質細胞を介した免疫・内分泌調整	神経伝達物質を介した作用

具体的な治療

治療手技	単鍼・置鍼・雀啄・鍼通電・接触鍼・灸・灸頭鍼・その他
鍼のサイズ	
治療時間	
その他のオプション	

オリジナル問診　早見表

Step 1：急性痛か慢性痛か明らかにする

「いつから痛みがありますか？」
- → 3ヵ月以下……急性痛＝原因追及（外傷では痛い場所と悪い場所は一致）
- → 3ヵ月以上……慢性痛＝ある程度原因追及しても見つからないなら、まず痛みを止める治療を始める

Step 2：痛みの原因がどこの組織にあるのかを予想する

「どのような痛みですか？」
- → 鋭い……皮膚・神経
- → 鈍い……筋肉・内臓・関節・骨

＊ただし、鈍い痛みが、炎症時には鋭くなることもある

「痛い部位は何処ですか？」
- → 点（ある程度場所が限定される）……皮膚・神経・骨・関節
- → 面（痛みの場所が大まかである）……内臓・筋肉・靱帯・（神経）

＊ただし、面となる組織も炎症時には点になることがある

「どんな時に痛いですか？楽ですか？」
- → 常に……神経（慢性痛も含まれる）
- → 触られたとき……皮膚
- → 動作に伴う……骨・筋肉・関節
- → 食事や排泄に関係……内臓
- → 不安・緊張などの精神的負荷……精神

Step 3：疾患を把握する　　──→　「3章 痛みを診察・鑑別しよう」、部位ごとの診察を参照

Step 4：危険因子（レッドフラッグ）を確認する

「激しい痛みはありますか？」
- → 「ある」と、激しい炎症や損傷の可能性

「箸が持てない、ボタンが留められない、文字が書けない、歩けないなどの症状はありますか？」
- → 「ある」と、運動障害が認められ、神経の異常が考えられる

「血圧上昇・冷や汗・動悸・嘔吐などがありますか？」
- → 「ある」と、自律神経系の反応が認められ、強い痛みや激しい炎症がある

「痛みは全身、または半身に広がっていますか？」
- → 「ある」と、局所の問題ではなく脊髄・脳レベルの問題

「痛みはどのように変化していますか？」
- → 「発症から48時間以上経過して、悪化している」場合は進行性疾患が考えられる

「便や尿の具合はどうですか？」
- → 「便や尿が出にくい場合（膀胱直腸障害が認められる）」場合は脊髄の異常が考えられる

Step 5：痛みのレベルを考える

【全体的な問診】

「痛みの範囲は広いですか？ また、他の部位にも痛みがありますか？」
- ↪ 局所に痛みの中心がある……末梢神経レベル
- ↪ 痛みが両側に存在する……脊髄レベル
- ↪ 広範囲に痛みがある（複数の痛み疾患を持っている）、全身症状がある……脳レベル

「冷えなどはありますか？」
- ↪ 局所的な自律神経症状（一部の冷え・皮膚症状）がある……脊髄レベル
- ↪ 手足や全身の冷え……脳レベル

「姿勢的変化がありますか？ 筋緊張がありますか？」
- ↪ ある……脊髄レベル・脳レベルどちらも考えられる

「下痢や便秘をしばしば起こしますか？」
- ↪ ある……脊髄レベル・脳レベルどちらも考えられる

「目の乾燥、口渇などのドライマウス・ドライアイがありますか？」
- ↪ ある……脊髄レベル・脳レベルどちらも考えられる

「天気で痛みが変化することはありますか？」
- ↪ 変化する……脳レベル

「感情によって症状は変化しますか？」
- ↪ 変化する……脳レベル

「以下の思考と関連して症状は変化しますか？」
- ・過去のできごとを思い出したとき　　・病気に対する無力感を感じたとき
- ・物事を悲観的に捉えてしまったとき　・低い自己肯定感を感じたとき
- ・何か落ち着かない、リラックスできないとき
  - ↪ 変化する……脳レベル

「睡眠障害がありますか？」
- ↪ ある……脳レベル

Step 6：イエローフラッグを確認する

「痛みが完全に治るまで仕事などを休むべきだと考えていますか？」
「痛みのためにやりたいことを制限していますか？」
「痛みを抑えるためには安静が一番であると考えていますか？」
「動くと痛みが悪化すると思いますか？」
「今までに痛みのために仕事を休んだことがありますか？」
「常に不安や緊張があると感じますか？」
「常に憂うつな気分であると感じますか？」
「仕事が重労働もしくは、単純作業が多いと感じますか？」
- ↪ 複数あてはまる場合はセルフケアなどの患者教育が必要

【 参考文献 】

1）伊藤和憲：はじめてのトリガーポイント鍼治療．医道の日本社，2011．
2）伊藤和憲：よくわかる痛み・鎮痛の基礎としくみ．秀和システム，2011．
3）伊藤和憲：痛みが楽になるトリガーポイントストレッチ＆マッサージ．緑書房，2013．
4）伊藤和憲：痛みが楽になるトリガーポイント筋肉トレーニング．緑書房，2013．
5）今西二郎：医療従事者のための補完・代替医療．金芳堂，2003．
6）上田剛士：非器質性・心因性疾患を身体診察で診断するためのエビデンス．Signe，2015．
7）上田剛士：高齢者診療で身体診察を強力な武器にするためのエビデンス．Signe，2014．
8）上田剛士：ジェネラリストのための内科診断学リファレンス．医学書院，2013．
9）大瀬戸清茂：ペインクリニック診断・治療ガイド－痛みからの解放とその応用－．日本医事新報社，2015．
10）大地陸男：生理学テキスト．文光堂，1992．
11）小川節郎：医療従事者のための痛みガイドブック．技術評論社，2015．
12）川喜田健司，矢野忠：最新科学鍼灸臨床．医歯薬出版，2014．
13）川真田樹人：痛みのScience&Practice 5．痛みの診療キーポイント．文光堂，2014．
14）小山なつ：痛みと鎮痛の基礎知識（上）技術評論社，2010．
15）小山なつ：痛みと鎮痛の基礎知識（下）技術評論社，2010．
16）白石吉彦他編：THE整形内科．南山堂，2016．
17）仙波恵美子：難治性疼痛と闘う．医学のあゆみ，223，2007．
18）花岡一雄他監修：痛みのマネジメントupdate．メジカルビュー社，2014．
19）マークヘンダーソン：聞く技術：答えは患者の中になる（第2版）．日経BP，2016．
20）宮崎東洋，北出利勝：慢性疼痛の理解と医療連携．真興交易，2008．
21）ニュージーランド事故補償公団編：急性腰痛と危険因子ガイド．春秋社，2010．
22）E.M.カタラノ他：慢性痛のセルフコントロール．創元社．2005．
23）Dennis Mark：Mechanisms of clinical signs．ELSEVIER，2012．
24）Steven D.Waldman：臨床でよく出合う 痛みの診療アトラス．医学書院，2014．
25）Steven McGee：EVIDENCE-BASED PHYSICAL DIAGNOSIS．ELSEVIER，2012．
26）ValerieDeLaune著，伊藤和憲監訳：トリガーポイント治療セルフケアのメソッド．緑書房，2015．

おわりに

　今回痛み治療に特化し、その問題点や解決方法を考えてきましたが、どんな病気でもなってから治すよりは、ならないようにすることの方が簡単です。医療費が逼迫している現在、長い年月をかけても全ての疾患の治療方法が確立するわけでもなく、また全ての患者が満足できる治療を受けられるわけがないことは、周知の事実です。そのために、今後は個人による病気にならない医療が中心となり、患者でも健康な子供や大人でもセルフケアを中心とした養生が、医療の中心になると考えられます。現在は、医療は病院から始まり、病院で難しい場合は鍼灸治療などの他の治療、それでも難しい場合はセルフケアという流れですが、本来は自分がセルフケアをしても難しい場合は、まず鍼灸などの身体に優しい治療、それでも難しい場合は、医療というのが本来の流れです。この正しい流れになるように、痛み医療を担っている私たちは慢性痛患者を通じて、社会にアピールすることが大切です。そのためには、痛み医療を担う私たちが、痛みに対して勉強し、さまざまなアイデアを出していくしかありません。

　現在、痛み医療に楔を打つ我々が取り組む新しい試みとしては、①義務教育の子供を中心とした養生教育、②健康志向が高い大人に対する企業を通じた養生教育と新しい商品の開発、③セルフケアを学ぶために必要な養生教育を実践する場の提供、④慢性痛患者の社会復帰モデルの開発、⑤養生を踏まえた家族関係の構築など、痛み医療をさらに充実していくための未来志向の新しいアイデアが試みています。

　痛みを中心に患者が集まり、セルフケアを通じていろいろなセラピストに紹介する中で、地域のセラピスト同士の連携が生まれる、それでも難しい場合は医療の輪が加わる。そこで培われたセルフケアの経験や技術は、地域の子供達や健康志向が高い人達、さらには高齢者に広がり、養生の輪ができあがる。そんな慢性痛患者にとって望ましい社会が実現するように、今後の発展に期待するばかりです。

　なお、本書の作成にあたり多大なるご協力をいただいた大学院生の井上朋子氏、中村沙樹氏、加納舞氏、増崎太希氏、さらには一緒に治療に携わってくれた多くのゼミ生・大学院生に感謝します。また、医道の日本社の髙橋優果氏にも大いにお世話になったことを厚く御礼申し上げます。

明治国際医療大学教授　伊藤和憲

著者
伊藤和憲（いとう・かずのり）

略歴
2002年	明治鍼灸大学　大学院　博士課程修了
2002年	明治鍼灸大学　鍼灸学部　臨床鍼灸学教室　助手
2006年	明治国際医療大学　鍼灸学部　臨床鍼灸学教室　助教
	大阪大学　医学部　生体機能補完医学講座　特任助手
2008～2009年	University of Toronto (Canada), Research Fellow
2009～2011年	明治国際医療大学　鍼灸学部　臨床鍼灸学教室　講師
	明治国際医療大学　大学院　講師
2011～2015年	明治国際医療大学　鍼灸学部　臨床鍼灸学教室　准教授
	明治国際医療大学　大学院　准教授
	大阪大学　医学部　生体機能補完医学講座　特任研究員
2012～2014年	厚生労働省科学研究費補助金　地域医療基盤開発推進事業「慢性疼痛患者に対する統合医療的セルフケアプログラムの構築」研究班班長
2014～2015年	厚生労働省科学研究費補助金　地域医療基盤開発推進事業「統合医療」に関わる医療の質向上・科学的根拠収集研究事業「鍼灸における慢性痛患者の治療指針ならびに医師との連携に関するガイドライン」研究班班長
2015年～	明治国際医療大学　鍼灸学部　臨床鍼灸学教室　教授
	明治国際医療大学　大学院　教授
2017年～	明治国際医療大学　大学院　研究科長、附属鍼灸センター長
2018年～	明治国際医療大学　大学院　養生学寄付講座　教授兼務
	（公社）全日本鍼灸学会　常務理事　兼　学術研究部長
2019年～	明治国際医療大学　鍼灸学部　学部長
	明治国際医療大学　附属鍼灸センター　鍼灸臨床部長
	明治国際医療大学　産学官連携推進センター長、アスリートサポートセンター　補佐

カバー・本文デザイン	田中俊輔（PAGES）
イラスト	いたばしともこ
	坂根潤
校正協力	㈱ジーナ・カンパニー

いちばんやさしい
痛みの治療がわかる本

2017年 1月20日　初版第1刷発行
2019年12月15日　初版第3刷発行

著者	伊藤和憲
発行者	戸部慎一郎
発行所	株式会社　医道の日本社
	〒237-0068　神奈川県横須賀市追浜本町1-105
	TEL　046-865-2161
	FAX　046-865-2707

©Kazunori Itoh 2017
印刷・製本　ベクトル印刷
ISBN 978-4-7529-1153-1
本書の内容、イラスト、写真の無断使用、複製（コピー、スキャン、デジタル化）、転載を禁じます。